Anaesthesiology and Resuscitation
Anaesthesiologie und Wiederbelebung
Anesthésiologie et Réanimation

54

C. Burri · D. Gasser

Der Vena Cava-Katheter

Unter Mitarbeit von

A. Fassolt, Baden, F. Harder, C. Pusterla, H. P. Schaer, Basel, U. Schreiber, J. Eckart, M. Stier, Berlin, H. Grimm, H. Tiefel, G. Ebenbeck, Erlangen, K. Kori-Lindner, E. Baumbauer, W. Fekl, Erlangen, G. Schlag, H. Kristufek, Linz, M. Halmágyi, W. Dick, H. Richter, Mainz, E. Kipka, Ch. Gülke, H. W. Opderbecke, Nürnberg, J. Kilian, H. H. Israng, M. Loeprecht, Ulm, J. Krenn, C. Tschakaloff, P. Zeitelberger, Wien, H. Eisterer, W. Haider, W. Riedel, Wien

Mit 29 Abbildungen

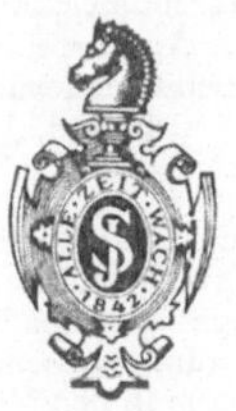

Springer-Verlag Berlin Heidelberg New York 1971

Professor Dr. C. Burri
Abteilung für Unfallchirurgie
der Medizinisch-Naturwissenschaftlichen Hochschule der Universität Ulm

Dr. D. Gasser
Abteilung EDV des Bürgerspitals Basel, Schweiz

ISBN-13: 978-3-540-05526-6 e-ISBN-13: 978-3-642-46272-6
DOI: 10.1007/978-3-642-46272-6

Softcover reprint of the hardcover 1st edition 1971

Vorwort

Die verbreitete Verwendung des Vena Cava-Katheters zur Kreislaufüberwachung und zur hochkalorischen intravenösen Ernährung macht es wünschenswert, die dem Verfahren innewohnenden Möglichkeiten und Gefahren besser zu kennen. Es ist deshalb verdienstvoll, daß sich über die Landesgrenzen hinaus eine Arbeitsgruppe gebildet hat, die in einer prospektiven Studie über 3000 Patienten mit Vena Cava-Kathetern beobachtet hat und nun ihre Ergebnisse vorlegt. Der Bericht erstreckt sich aber nicht nur auf die Erfahrungen mit diesem Patientengut, sondern erfaßt auch diejenigen weiterer 11000 Fälle aus der Literatur, soweit diese genügend dokumentiert waren.

Als wichtigste Ergebnisse dürfen festgehalten werden:

- Eine Infektionsprophylaxe mittels sorgfältiger Asepsis und zusätzlicher *lokaler* Antibiotikaprophylaxe ist sinnvoll.
- Drei Hauptzugänge zum Cavasystem sind empfehlenswert: Vena basilica, Jugularis, Subclavia.
- Die Gefährlichkeit des Vena Saphena-Katheters ist statistisch belegt.
- Kathetereinschwemmumgen – obwohl selten – haben sich in der vorliegenden Studie sowie in den in der Literatur beschriebenen Fällen als sehr gefährlich erwiesen. Daraus ergeben sich zwei Forderungen: Einerseits die Konstruktion eines Kathetersystems, das die Gefahr der Einschwemmung weitgehend ausschaltet und andererseits ein aktives chirurgisches Vorgehen (bis und mit Entfernung der Katheterteile aus dem Herzen), wenn das Ereignis eingetreten ist.

Die mitgeteilten Beobachtungen sowie die Angaben über die Technik der Punktionen und die Pflege der Einstichstellen machen das Werk zu einem wertvollen Ratgeber jedes praktisch tätigen Arztes, der zum Mittel der intravenösen Langzeittherapie oder Überwachung greifen muß. Die Initiative der Herren Burri und Gasser und die präzise Mitarbeit der verschiedenen Arbeitsgruppen verdienen den Dank des Klinikers nicht nur wegen der neuen Informationen, die sie uns vermitteln, sondern weil die überaus erfreuliche internationale Zusammenarbeit ihnen vermehrte Objektivität und damit größeres Gewicht gibt.

Basel, August 1971 M. Allgöwer

Inhaltsverzeichnis

I. Einleitung

Nachdem sich Forssmann [74] 1929 im Selbstversuch einen Gummikatheter ins rechte Herz vorgeschoben hatte, vergingen 16 Jahre bis 1945 Meyers [143] und Zimmermann [220] den Venenkatheter zur parenteralen Ernährung von Kindern empfahlen. In der unmittelbaren Folge blieb der Gebrauch des Cava-Katheters auf wenige Kliniken beschränkt. 1959 berichteten Gritsch u. Ballinger [87] über die erfolgreiche Verwendung eines bestimmten Kathetermodelles an 1000 eigenen Patienten und über den Verbrauch von über 500000 PVC-Kathetern in den Vereinigten Staaten und anderen Ländern. Opderbecke [153] veröffentlichte in Europa 1961 seine ersten Erfahrungen an 150 Patienten mit Basilica-Kathetern, wobei dieser Autor bereits auf den heute geforderten zentralen Sitz der Katheterspitze aufmerksam machte. Von diesem Zeitpunkt an setzte eine rasche Verbreitung des Cava-Katheters ein, die in den letzten 5 Jahren enorme Ausmaße angenommen hat. So wurden beispielsweise im Jahre 1968 am Bürgerspital in Basel annähernd 10000 Katheter an die verschiedenen Abteilungen abgegeben.

In der Behandlung von kritischen Kreislaufzuständen ermöglicht der Cava-Katheter die Substitutionstherapie und die Messung des zentralen Venendruckes (Allgöwer [1, 2]; Berger [20]; Borow [25]; Boruchow [27]; Burri [34–36, 38, 40]; Cohn [48]; Duffy [60]; Eastridge [61]; Franke [75]; Friedmann [76]; Fuchsig [78]; Gauer [79–81]; Mc Gowan [85]; Hentschel [94]; Holt [97]; Horisberger [98]; Hossli [100, 101]; Jenkins [108]; Jones [111]; Keddie [112]; Landis [126]; Lawin [128]; Mc Lean [129, 130]; Longerbeam [134]; Lutz [135, 136]; Nager [146]; Opderbecke [153, 154, 155]; Prout [159]; Ryan [166]; Saegesser [167]; Schlag [173]; Shenkin [177]; Silberschmid [179]; Stahl [183]; Stengert [186]; Stöberl [189]; Sykes [191]; Watkin [207]; Weil [208]; Wiggers [212]; Wilson [214].

Zudem bietet er gleichzeitig die Möglichkeit wiederholter Blutentnahmen. Eine wertvolle Indikation stellt die langzeitige parenterale Ernährung mit Zufuhr hyperosmolarer Lösungen dar (Bonner [22]; Clauss [46]; Dudrick [59]; Duffy [60]; Filler [70]; Finley [71]; Gritsch [87]; Ithoh [105]; Kösters [119]; Ladd [123]; Lindenberg [133]; Opderbecke [153]; Still [180]; Wrbitzky [217]).

Seine Anwendung ermöglicht somit wichtigste diagnostische und therapeutische Maßnahmen, die in vielen Fällen lebensrettend sind;

sie ist jedoch auf der anderen Seite mit Komplikationen verbunden, die lebensbedrohend werden können.

Es soll die Aufgabe dieser Arbeit sein, anhand Angaben aus der Literatur (über 11000 Fälle) und einer eigenen prospektiven Studie an über 3000 Patienten im Verlaufe eines Jahres (1. Juni 1969 bis 31. Mai 1970), die beobachteten Komplikationen zu erfassen und die Möglichkeiten ihrer Verhütung zu diskutieren. Die Schlußfolgerungen sollten es gestatten, Indikationen, Vorgehen und Pflege des Katheters zu bestimmen.

An der prospektiven Studie beteiligten sich 9 Kliniken des deutschen Sprachraumes mit ihren pathologischen und bakteriologischen Instituten, die in alphabetischer Reihenfolge angeführt werden:

a) Kliniken und Institute mit ihren Mitarbeitern an der Studie:

Städtisches Krankenhaus *Baden*	A. Fassolt
(Anaesthesieabteilung)	
Chirurgische Universitätsklinik *Basel*	F. Harder
(Prof. M. Allgöwer)	C. Pusterla
	H. P. Schaer
Institut für Anaesthesiologie, Klinikum	U. Schreiber
Steglitz der FU *Berlin*	J. Eckart
(Prof. E. Kolb)	M. Stier
Abteilung für Anaesthesiologie der	H. Grimm
Universität *Erlangen-Nürnberg*	H. Tiefel
(Prof. Dr. E. Rügheimer)	G. Ebenbeck
Unfallkrankenhaus der AUVA *Linz*	G. Schlag
(Prof. J. Böhler)	H. Kristufek
Institut für Anaesthesiologie der Johannes	M. Halmágyi
Gutenberg-Universität *Mainz*	H. Richter
(Prof. R. Frey)	W. Dick
Anaesthesie-Abteilung der Städtischen	E. Kipka
Krankenanstalten *Nürnberg*	H. W. Opderbecke
(Dr. H. W. Opderbecke)	Ch. Gülke
Anaesthesieabteilung der Universität *Ulm*	J. Kilian
(Prof. F. W. Ahnefeld)	M. Loeprecht
	H. H. Israng
Intensivtherapiestation (Prof. K. Stein-	J. Krenn
bereithner) der I. Chirurg. Universitäts-	C. Tschakaloff
klinik (Prof. P. Fuchsig) und des Instituts	P. Zeitelberger
für Anaesthesiologie der Universität *Wien*	
(Prof. O. Mayrhofer)	

Intensivbehandlungsstation (Prof. R. Kucher) der II. Chirurg. Universitätsklinik (Prof. J. Navratil) und des Instituts für Anaesthesiologie der Universität *Wien* (Prof. O. Mayrhofer)	H. Eisterer W. Haider W. Riedel

b) Bakteriologische Institute :

Bakteriologisches Institut des Kantonspitals *Aarau*	(Dr. H. Rischel)
Bakteriologisches Laboratorium des Bürgerspitals *Basel*	(Prof. H. Reber)
Landesmedizinaluntersuchungsamt *Berlin*	(Prof. A. Koehn)
Institut für Hygiene und Medizinische Mikrobiologie der Universität *Erlangen*	(Prof. W. Knapp)
Bundesstaatliche Bakteriologische Untersuchungsanstalt *Linz*	(Hofrat Dr. K. Megay)
Institut für Medizinische Mikrobiologie der Johannes Gutenberg Universität *Mainz*	(Prof. P. Klein)
Hygienisches Institut der Stadt *Nürnberg*	(Prof. W. Schäfer)
Bakteriologisches Institut der Universität *Ulm*	(Prof. H. Schairer)
Pathologisch-anatomisches Institut der Universität *Wien*, Bakteriologisches Labor	(Dr. G. Breitfellner)

c) Pathologische Institute

Pathologisches Institut des Kantonspital *Aarau*	(PD Dr. I. P. Mühlethaler)
Pathologisches Institut der Universität *Basel*	(Prof. H. U. Zollinger)
Institut für Pathologie, Klinikum Steglitz der FU *Berlin*	(Prof. W. Masshoff)
Pathologisch-Anatomisches Institut der Universität *Erlangen*	(Prof. E. Müller)
Pathologische Abteilung des Allgemeinen Krankenhauses *Linz*	(Doz. K. Pretl)
Pathologisch-Anatomisches Institut der Johannes Gutenberg-Universität *Mainz*	(Prof. H. Bredt)
Pathologisches Institut der Stadt *Nürnberg*	(Prof. G. Pliess)
Abteilung für Pathologie der Universität *Ulm*	(Prof. O. Haferkamp)
Pathologisch-Anatomisches Institut der Universität *Wien*	(Prof. H. Holzner)

II. Ergebnisse aus der Literatur

II. 1. Katheter-Material

Die ersten Venendruckmessungen wurden mit Glaskanülen ausgeführt, später verwendete man Injektionsnadeln. Nachdem heute die Messung des peripheren Venendruckes infolge ihrer Unzulänglichkeit allgemein auf Ablehnung stößt und man zur Applikation hyperosmolarer Lösungen auf weitlumige Gefäße angewiesen ist, finden zentrale Venenkatheter Verwendung. Verschiedene Materialien wurden dazu verarbeitet: Gummi erwies sich als ungeeignet, da in kürzester Zeit schwerste Gewebereaktionen auftraten. DUFFY [60], MONCRIEF [144] und andere Autoren verwendeten Polyaethylen, das sich dem Gummi eindeutig überlegen zeigte. ZIMMERMANN [220] und MEYERS [143] begannen 1945 mit dem Einführen von Plastikkathetern durch Punktionskanülen, wodurch die Venenfreilegung umgangen werden konnte. Dieses Vorgehen wurde von zahlreichen Autoren übernommen, jedoch verwendete man weiterhin verschiedene Kathetermaterialien: VEREL [204] empfiehlt Nylon, STEWARD [187] Silastic u. RAPPAPORT [161] silikonisiertes PVC. BÄSSLER u. REICHELT [16] untersuchten Kunststoffkatheter elektronenmikroskopisch, nachdem diese mehrere Tage intravasal gelegen hatten: Ihre Oberfläche war dabei von ungleichmäßigen und unregelmäßig verteilten Auflagerungen bedeckt, die aus Plasmabestandteilen aufgebaut waren und eine mittlere Dicke von 155 μ aufwiesen. Geformte Blutbestandteile ließen sich an der Katheteroberfläche nicht nachweisen.

Für alle Katheter, die zur Bestimmung des zentralvenösen Druckes oder Applikation hyperosmolarer Lösungen und Transfusionen in die vena cava vorgeschoben werden, ist ein Innendurchmesser von mehr als einem Millimeter zu fordern. Eine endständige Öffnung ist ausreichend, da nach DHURANDHAR [54] seitliche Öffnungen keine Verbesserung der Meßresultate bringen. Die Verwendung von Nadeln oder Braunülen zur längerdauernden Infusionstherapie oder ZVD-Messung in der Subclavia, wie sie von STIEBER [188] beschrieben wurden, ist u. E. wegen der Verletzungsgefahr von Gefäßwand und Pleura nicht zu empfehlen.

II. 2. Die Zugänge zur Vena cava

Eine zuverlässige Messung des zentralen Venendruckes und die Möglichkeit der gefahrlosen Zufuhr von hyperosmolaren Substanzen verlangt einen zentralen Sitz der Katheterspitze im klappenlosen Hohlvenensystem.

Im Gegensatz zu anderen Autoren (EASTRIDGE [62]; JAIKARAN [106]; SAEGESSER [167]) und den Vertretern des unteren Zuganges von der Femoralis aus bezeichnen wir die vena cava superior unmittelbar vor ihrer Einmündung in den rechten Vorhof als idealen Kathetersitz. Dringt die Spitze in den rechten Vorhof ein, können Komplikationen wie Perforationen, Reizleitungsstörungen und flächenartige Wandschädigungen entstehen. Der Zugang zur vena cava kann durch Punktion oder Freilegung peripherer Venen erreicht werden. Es kommen in Frage:

a) Die oberflächlichen Venen des Armes, insbesondere die vena basilica
b) Die vena jugularis externa
c) Die vena subclavia
d) Die vena brachiocephalica (anonyma)
e) Die Venen der unteren Extremität, insbesondere die vena saphena magna und die vena femoralis

a) Zugänge über Armvenen

Zur Venenfreilegung bieten sich die oberflächlichen Venen im Ellbogenbereich, die Basilica auf der Innenseite des Oberarmes und die Cephalica in ihrem ganzen Verlauf bis zur Schulter an. Zum Einlegen eines zentralen Katheters durch eine Punktionskanüle kommen Vorderarmvenen sowie die Cephalica, vor allem aber die Basilica im Ellbeugebereich in Frage. Dabei bietet die Cephalica infolge ihres geringen Lumens, zahlreicher Venenklappen und des stark gebogenen Verlaufes im Schulterbereich oft erhebliche Schwierigkeiten beim Vorschieben des Katheters. Der Zugang über die Basilica ist demnach im Armbereich vorzuziehen.

Die Punktion der vena basilica erfolgt nach Anlegen einer Staubinde um den Oberarm, auf der Innenseite der Ellbeuge, wenn möglich etwas oberhalb des Gelenkes. Nach Einschieben des Katheters um einige Zentimeter wird die Staubinde entfernt und der Katheter vorgeschoben, bis seine Spitze nach vorangegangener Längenabschätzung im Bereiche der Cava superior liegt. Schwierigkeiten beim Vorschieben des Basilica-Katheters können durch Venenklappen oder durch die Biegung im Bereiche der Axilla bedingt sein. Behindernde Venenklappen werden oft durch Injektion einiger Kubikzentimeter Infusionslösung durch den Katheter oder vorzeitiges Anlegen und Laufenlassen der Infusion überwunden. Bleibt er im Bereiche der Axilla stecken, kann diese Behinderung oft durch maximale Abduktion und Außenrotation des Armes und anschließendes vorsichtiges Weiterschieben beseitigt werden.

Nähere Angaben über diesen Zugang finden sich bei BRØCKNER [29], BURRI [37, 39], CHENEY [44], COLLINS [49], DUFFY [60], FISCHER [72], GRITSCH [87], HENNEBERG [92, 93], HENTSCHEL [94], HOLT [97], HUGHES

[102], LADD [123], McNAIR [147], OPDERBECKE [153, 154, 155], ROSS [165], SCHULTE [175], STOECKEL [190] und WIEMERS [211].

b) Zugang über die Vena jugularis externa

Wenn wir von der vena jugularis externa sprechen, meinen wir damit die Jugularis externa posterior, die vom Kieferwinkel über den musculus sternocleidomastoideus ins trigonum colli laterale verläuft. An dieser Stelle durchbohrt sie die fascia superficialis, gelangt ins spatium interaponeuroticum, durchbricht die fascia omoclavicularis und mündet allein oder zusammen mit der vena transversa scapulae in die vena subclavia oder jugularis interna.

Die Punktion erfolgt in Kopftieflage. Der Kopf des Patienten wird dabei nach der Gegenseite gedreht, wobei sich der musculus sternocleidomastoideus zusammen mit der Vene anspannt. Durch Kompression des Gefäßes fingerbreit über der Clavicula wird dieses besser sichtbar gemacht. Das Setzen einer Hautquaddel mit Lokalanästhesie wird von einigen Autoren empfohlen, ist aber nach unserer Erfahrung in den meisten Fällen überflüssig. Einzig bei Männern mit starkem Bartwuchs und damit dicker, der Nadelspitze massiven Widerstand bietender Haut, scheint die Anwendung einer Lokalanaesthesie sinnvoll. Der Einstich in die Vene erfolgt in der Mitte des Kopfnickers oder etwas distal davon (Abb. 1). Wenn Blut

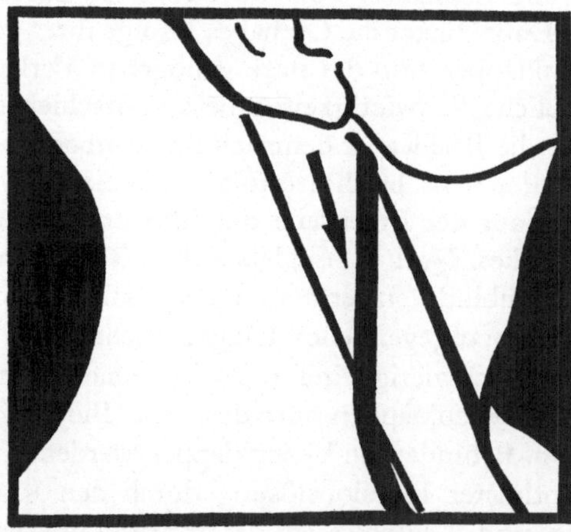

Abb. 1

durch die Nadel oder den Katheter zurückfließt, kann dieser vorgeschoben werden. Um mit Sicherheit eine zentrale Katheterlage zu erreichen, wird auf der rechten Seite der Plastikschlauch 15–20 cm, auf der linken Seite 20–25 cm vorgeschoben. Bei diesem Zugang kommt es relativ häufig vor, daß sich dem Katheter Widerstände in Form der Venenklappe an der Einmündungsstelle der Jugularis externa oder durch Abweichen in ein anderes Halsgefäß entgegenstellen. Die sich in den Weg stellende Venenklappe kann oft durch Injektion einiger Kubikzentimeter Spülflüssigkeit, durch vorzeitiges Ansetzen der Infusion oder durch Hustenlassen überwunden werden. Bleibt die Katheterspitze im Bereiche der Clavicula stecken oder nimmt sie den Weg in eine oberflächliche Vene, kann diese Fehllage häufig durch Zug am Arm nach distal und Druck auf die Katheterspitze von außen beseitigt werden.

Der Zugang über die vena jugularis externa wird von DUDRICK [59] und anderen Autoren für den Säugling und das Kleinkind empfohlen. Nähere Angaben über Technik und mögliche Komplikationen finden sich bei ALLGÖWER [1], BORUCHOW [27], BURRI [32, 33, 37, 39], DUDRICK [59], DUFFY [60], HENTSCHEL [94], JONES [111], KEENLEYSIDE [113], MCLEAN [129], NORDLUND [149], RAMS [160], SAEGESSER [167] und WIEMERS [211].

c) Punktion der Vena subclavia

Diese kann im Prinzip auf 2 Arten erfolgen, nämlich supraclaviculär und infraclaviculär.

Der supraclaviculäre Zugang nach Yoffa [219] (Abb. 2). Bei der Technik dieses australischen Autors, der das Vorgehen 1965 beschrieben hat, sollte ein rechtshändiger Operateur die Venenpunktion, wenn immer möglich, von der linken Seite ausführen. Die korrekte Identifikation des Sternocleidomastoideuswinkels bietet den Schlüssel zu diesem Vorgehen.

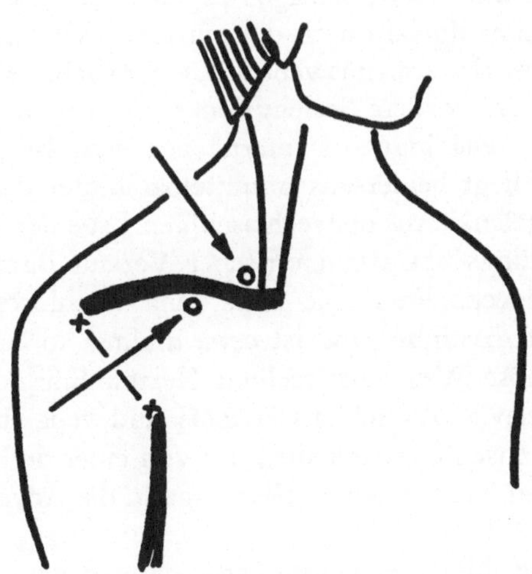

Abb. 2

Das Erkennen des Muskelrandes kann bei fettleibigen Patienten schwierig sein, wird jedoch durch Anspannen des Muskels unter Anheben des Kopfes erleichtert. Kann der Muskelrand trotz dieser Maßnahme nicht sichtbar gemacht werden, gelingt seine Lokalisation nach den Angaben Yoffas [219] mit Sicherheit durch Palpation. Die Vorbereitung der Haut geschieht in der üblichen Weise durch Entfettung und Desinfektion. Die Einstichstelle liegt am lateralen Ansatzpunkt des musculus sternocleidomastoideus gegen die Clavicula. Hier wird eine Hautquaddel mit Lokalanaesthesie gesetzt. Dann erfolgt das Einstechen der Punktionskanüle, die in einem Winkel von 45° zur sagittalen und 15° über die Horizontalebene gebracht wird. Sie perforiert die tiefe cervicale Fascie und dringt in die vena subclavia ein. Es ist eine intravasale Katheterlänge von 15–20 cm notwendig, um der Spitze eine Position im oberen Hohlvenengebiet zu sichern.

Bei diesem Vorgehen ist zu bedenken, daß die Nadelspitze von oben gegen die Pleuraspitze gerichtet wird und es somit leicht zu einer Verletzung des Pleuraraumes kommt. Das Vorgehen nach Yoffa [219] hat denn auch nicht viele Nachahmer gefunden.

Der infraclaviculäre Zugang nach Aubaniac [5–8], (Abb. 2). Dieser in Nordafrika tätige Autor hat sein Vorgehen bereits 1952 publiziert. Heute verwenden fast alle Autoren beim Zugang über die Subclavia entweder dieses Standardverfahren oder eine geringfügige Modifikation davon. Die vena subclavia stellt das venöse Abflußrohr der oberen Extremität dar. In Fortsetzung der vena axillaris gelangt sie im trigonum deltoideopectorale (Mohrenheim'sche Grube) an der medialen Seite der arteria subclavia, unter dem Schlüsselbein durchtretend, in die fossa supraclavicularis. Hier trennt sich die Vene aus der bisherigen engen Nachbarschaft mit der arteria subclavia, die weiter dorsal durch die mittlere Scalenuslücke verläuft. Sie zieht vor dem musculus scalenus ventralis, einer flachen Furche der 1. Rippe anliegend, durch die vordere Scalenuslücke und vereinigt sich im angulus venosus mit der vena jugularis interna zur vena brachiocephalica. Der angulus venosus liegt beiderseits unmittelbar hinter dem entsprechenden Sternoclaviculargelenk. Aus der rechtsseitigen Lage der vena cava superior ergibt sich allerdings ein asymmetrischer Verlauf ihrer beiden Stämme, der venae brachiocephalicae. Die linke vena brachiocephalica kreuzt das obere vordere Mediastinum und ist etwa dreimal so lang wie die rechte. Der kürzere venöse Weg zum rechten Herzen führt demnach über die rechte vena subclavia. Zwischen Clavicula und vena subclavia liegt, wie ein Polster, der musculus subclavius, der von einer derben Faszienschicht eingehüllt ist. Von dieser strahlen Faserzüge in die Adventitia des Gefäßes ein.

Weitere dichte, bindegewebige Verbindungen der vena subclavia bestehen auch mit der Faszie des musculus scalenus ventralis und der fascia colli media. Diese bindegewebige Fixierung des Gefäßes bedingt, daß es immer, selbst an der Leiche, klafft, dem Druck der Punktionsnadel nicht ausweicht und seine Lage beibehält. Das Lumen der vena subclavia schwankt je nach Konstitutionstyp; ihr Durchmesser kann 2 cm erreichen. Sie ist zur Punktion am besten in der regio infraclavicularis erreichbar. Das Relief dieser Gegend modellierend, wölbt sich, immer deutlich erkennbar, die Clavicula vor. Der Knochen liegt unmittelbar unter der Haut und ist gut abzutasten. Wenn man nun infraclaviculär, etwa in der Mitte der Clavicula, mit der Punktionsnadel eingeht, so hat man nur verhältnismäßig wenig Schichten bis zum Erreichen der Vene zu durchdringen. Unter den Platysmafasern und dem meistens nur wenig ausgebildeten panniculus adiposus stößt man zunächst auf das obere derbe Blatt der fascia pectoralis, das mit dem musculus pectoralis major fest verbunden ist, erreicht bei weiterem Vorschieben der Nadel das tiefe Blatt der Faszie und trifft nach Passage lockeren Bindegewebes das Gefäß. Nur wenn die Nadel besonders dicht unter der Clavicula durchgeführt wird, muß neben den angegebenen Schichten auch der musculus subclavius durchbohrt werden.

Die Einstichstelle der Nadel liegt im Bereiche der Claviculamitte oder etwas medial davon. An der auserwählten Stelle unterhalb des Schlüsselbeines kann eine Hautquaddel mit einem Lokalanästhetikum gesetzt werden. Nach sorgfältiger Desinfektion der Haut wird die Punktionskanüle in einer Richtung geführt, die der Senkrechten auf die Verbindung Acromio-Claviculargelenk/vordere Achselfalte entspricht. Die Vene wird in einer Tiefe von 3–5 cm zwischen Clavicula und 1. Rippe erreicht.

Zur Vermeidung einer Luftembolie empfehlen zahlreiche Autoren neben der Punktion in Trendelenburglage des Patienten die Verwendung einer Injektionsspritze, mit der dauernd eine leichte Aspiration durchgeführt wird. Die Punktion der vena subclavia kann jedoch auch ohne dieses Hilfsmittel mit gebrauchsfertigen Einlegegeräten, wie beispielsweise dem Intracath, durchgeführt werden, wobei unter Kopftieflage Blut in den Katheter zurückfließt und so die intravasale Lage der Nadelspitze anzeigt. Beim Nachweis von venösem Blut in der Spritze oder im Katheter kann dieser vorgeschoben werden. Die intravasale Länge ist entsprechend den anatomischen Gegebenheiten auf der linken Zugangsseite etwas größer, sie entspricht ungefähr derjenigen beim Jugularis externa-Katheter.

Das Vorschieben des Katheters gelingt bei direkter Punktion der vena subclavia meistens leicht, es können jedoch auch bei dieser Zugangsstelle Fehllagen nachgewiesen werden. Über die Methodik der Subclaviapunktion, Schwierigkeiten beim Vorschieben des Katheters und Komplikationen finden sich neben den Originalarbeiten von Aubaniac [5, 6, 7, 8] und Yoffa [219] zahlreiche Mitteilungen in der Literautr: Asbaugh [3], Baden [11, 12], Bradley [28], Burri [37, 39], Christensen [45], Clauss [46], Corwin [50], Davidson [51], Defalque [52], Eastridge [62], Eisterer [65, 66],

Fassolt [67, 68], Heinz [90], Keeri-Szanto [114, 115], Kösters [119], Kröpelin [120], Kuhn [121], Kux [122], Longerbeam [134], Malinak [138], Porges [158], Schaeffer [169, 170], Scholz [174], Schulte [175], Smith [181], Tofield [197], Vandeghen [203], Volles [205], Wilson [214, 215], Wrbitzky [217], und Yarom [218].

Tofield [197] gab 1969 eine geringfügige Modifikation der Aubaniacschen Technik an, die bedeutend sicherer sein soll. Nach diesem Autor muß die Nadel unter Wegdrehen des Kopfes des Patienten in der Claviculamitte steiler eingeführt werden. Borja [24] dagegen geht medialer ein, d. h. zwischen mittlerem und medialem Drittel der Clavicula und führt die Nadel mehr in horizontaler Richtung. Dieses Vorgehen entspricht bereits weitgehend der Punktionstechnik für die vena brachiocephalica. Merkel [142] beschrieb eine Technik zur Freilegung der Subclavia, wobei er den Plastikschlauch durch einen Seitenast in das Gefäß einschiebt.

d) Punktion der Vena brachiocephalica (anonyma)

Die venae brachiocephalicae entstehen hinter den Sternoclaviculargelenken durch Vereinigung der vena jugularis interna sowie der vena subclavia, von wo sie zum sternalen Ende des 1. rechten Intercostalraumes ziehen. Hier vereinigen sie sich zur vena cava cranialis. Die kurze vena brachiocephalica dextra verläuft fast senkrecht und liegt rechts der Lungenspitze an. Linksseitig verläuft die längere vena brachiocephalica sinistra hinter dem manubrium sterni und kreuzt dabei den Stamm der arteria subclavia sinistra und der arteria carotis communis sinistra sowie den truncus brachiocephalicus. Beide Venenstämme sind bindegewebig so fixiert, daß sie auch im schweren Schock und sogar post mortem gefüllt bleiben.

Das Vorgehen zum Einlegen eines Cava-Katheters geschieht folgendermaßen: Der flachgelagerte Patient dreht den Kopf nach links. Die rechte Schulter wird bei sehr enganeinanderliegender Clavicula und 1. Rippe etwas nach cranial geschoben. Die zu punktierende Stelle liegt rechtsseitig 1–1,5 cm lateral vom manubrium sterni, zwischen dem caudalen Rand der Clavicula und der 1. Rippe. Nach entsprechender Hautdesinfektion führt man die auf eine mit physiologischer Kochsalzlösung gefüllte, dichte und gut ziehende Spritze angesetzte Kanüle in medio-caudaler Richtung ein. In 3–6 cm Tiefe wird die vena brachiocephalica dextra unter ständigem Vorschieben und Ansaugen erreicht. Der Winkel der Kanülenrichtung zur Horizontalen beträgt 30–40°, derjenige nach unten ca. 20°. Nach Aspiration oder Einfließen von Blut in den Katheter kann dieser vorgeschoben werden. Die intravasal benötigte Länge beträgt nur ca. 10–12 cm.

Verschiedene Autoren, wie Deubzer [53], führen gar nicht erst einen Katheter ein, sondern lassen die Punktionskanüle längere Zeit in diesem großlumigen Gefäß liegen und befestigen sie lediglich mit einem Heftpflasterstreifen. Carle [41] bedient sich zur Punktion des angulus venosus einer gebogenen Punktionskanüle und führt durch diese einen Katheter ein.

Es finden sich in der angegebenen Literatur keine quantitativen Angaben über die Versagerquote bei dieser Technik; sie scheint jedoch nicht einfach und gelang nach persönlicher Mitteilung eines mit der Methode noch nicht Vertrauten (Jeanneret [107] nicht in jedem Falle.

e) Zugänge von der unteren Extremität

Von den Beinvenen kommen zur Einlage von Kathetern die vena saphena magna im Bereiche des Innenknöchels oder im Bereiche der Leiste sowie die vena femoralis in Frage. Die vena saphena magna muß in den meisten Fällen freigelegt werden; das Verfahren hat beim Erwachsenen praktisch keine Bedeutung mehr, es wird beim Säugling und Kleinkind angewendet.

Zur Punktion der vena femoralis legt man dem Patienten ein Kissen unter das Gesäß, so daß die Leistenbeuge vortritt, und palpiert unterhalb des Leistenbandes die arteria femoralis. Die Punktion erfolgt ca. 1 cm medial der Arterie in einer leicht schräg nach proximal verlaufenden Ebene. In 2–4 cm Tiefe (Konstitutionstyp) wird die Vene erreicht und der Katheter kann in die vena cava inferior vorgeschoben werden.

Die Verwendung dieser Methode wird von Bansmer [14], Berger [20], Brücke [31], Chalmers [42], Chambers [43], Duffy [60], Figdor [69], Hohn [95], Indar [103], Lang [127], Lindenberg [133], Moncrief [144], Pokieser [157], Ross [165], Taylor [193, 194] und Wiemers [211] angegeben.

Bei diesen Angaben aus der Literatur handelt es sich vorwiegend um ältere Arbeiten; das Verfahren ist heute wegen seiner Gefährlichkeit und hoher Komplikationsraten praktisch vollständig aufgegeben.

II. 3. Allgemeine Richtlinien zum Einlegen des Cava-Katheters

Aus der Literatur lassen sich gewisse allgemeine Richtlinien zum Einlegen des Cava-Katheters ableiten:

a) Vorbereitung der Punktionsstelle

Die Haut an und in der Umgebung der Eintrittsstelle soll sorgfältig mit Jod oder einem Jodersatz desinfiziert werden. Einige Autoren empfehlen das vorangehende Entfetten. Nach den Erfahrungen von Horisberger [99] läßt sich auch bei Anwendung eines gebrauchsfertig-sterilverpackten Kathetermaterials (Intracath) durch die Verwendung steriler Handschuhe und eines Mundschutzes sowie durch steriles Abdecken der Punktionsstelle die Infektionsrate signifikant senken.

b) Punktion

Diese erfolgt in der üblichen Weise, ihre Lokalisation richtet sich nach den im vorangegangenen Kapitel für die einzelnen Zugänge beschriebenen Stellen. Die Verwendung von Lokalanästhesie empfiehlt sich vorwiegend bei den Punktionen der vena subclavia, der vena brachiocephalica und gelegentlich der vena jugularis externa. Bei Eingehen über die Basilica oder die Cephalica ist auf das Entfernen der Staubinde nach der geglückten Punktion zu achten, da sonst das Vorschieben des Katheters behindert wird.

c) Einführen des Katheters

Bei der Verwendung des heute zahlenmäßig weitaus am häufigsten verwendeten Intracath-Modells wird mit der linken Hand die Schutzmanschette am Übergang zur Kanüle gefaßt. Mit der rechten Hand ergreift man den Katheter ca. 2 cm davon entfernt und schiebt ihn in die Vene. Nach jeder Bewegung klemmt man den Katheter mit der linken Hand gegen die Schutzmanschette fest, führt die rechte wieder ca. 2 cm rückwärts und wiederholt die Bewegung, bis der Katheter genügend tief in der Vene sitzt. Bei Schwierigkeiten an einer Venenklappe kann die Schutzmanschette in ihrem hintersten Anteil durchtrennt und die Infusion angeschlossen werden. Bei laufender Infusion oder Injektion einiger Kubikzentimeter Kochsalzlösung gelingt ein Weiterschieben des Katheters oft erstaunlich gut. Liegt der Katheter in seiner gewünschten Länge intravasal, zieht man die Nadel langsam zurück. Nun stellen wir die Verbindung zwischen Cava-Katheter und Infusionsbesteck her. Ein möglicherweise vorhandener Mandrin im Katheterlumen muß selbstverständlich vorgängig entfernt werden. Entsprechend den Vorschlägen verschiedener Autoren und eigener bisheriger Erfahrungen empfiehlt sich das Aufbringen eines Antibiotica-Sprays oder einer antibiotischen Salbe auf die Eintrittsstelle des Katheters. Wichtig erscheint das Abdecken der Nadelspitze beim Intracath, da damit die Gefahr eines Abschneidens des Katheters durch die Nadelspitze und somit einer Katheterembolie verringert wird.

Die Punktionsstelle wird über dem liegenden Katheter steril abgedeckt und die Kompresse sowie der Katheter mit Heftpflasterstreifen sorgfältig fixiert. Zur Verhütung einer dem Katheter entlang fortschreitenden Infektion sollen Kathetervene und Eintrittsstelle täglich auf Reizerscheinungen untersucht werden. Der Antibiotica-Spray ist häufig zu erneuern; beim geringsten Anzeichen einer Infektion ist der Katheter zu entfernen; bei andauerndem Bedarf muß an anderer Stelle ein neuer eingelegt werden.

II. 4. Komplikationen beim Cava-Katheter

Den idealen Zugang zur vena cava bietet diejenige periphere Vene, die bei sicherster Punktionsmöglichkeit die geringste Komplikationsrate aufweist. Es soll versucht werden, anhand der zur Verfügung stehenden Angaben aus der Literatur und der Resultate unserer prospektiven Studie einen Vorschlag für das sicherste Vorgehen zu erarbeiten:

Die zahlreichen Angaben aus dem Schrifttum bieten von zwei verschiedenen Seiten her Möglichkeiten, die beim Cava-Katheter auftretenden Komplikationen zu beurteilen:

A. *Serienzusammenstellung* mit Angabe der Anzahl Katheter, die auf eine bestimmte Punktionsstelle fallen, erlauben eine einigermaßen quantitative Aussage über die Häufigkeit verschiedenartiger Folgezustände nach Cava-Katheterismus.

B. Die *Darstellung einzelner schwerer oder seltener Komplikationen* dagegen erlaubt keine Schlüsse auf deren Häufigkeit, sondern zeigt auf, welche Folgen überhaupt möglich sind.

Zur objektiven Beurteilung der Häufigkeit einzelner Komplikationen wäre die einheitliche Berücksichtigung verschiedener Kriterien zu fordern, wie Anzahl eingelegter Katheter, mißglückte Punktionsversuche, falsche Katheterlage, gleiche Komplikationskriterien mit beispielsweiser Aufteilung der entzündlichen Reaktionen in material- und keimbedingte unter einheitlicher Abschätzung der verschiedenen Schweregrade. So wird beispielsweise eine Rötung an der Eintrittsstelle oder über der kathetertragenden Vene von einzelnen Autoren bereits als Infekt verbucht, während andere diese Erscheinung im Sinne einer Fremdkörperreizung deuten oder überhaupt nicht erwähnen. Bei der zweiten Gruppe, deren Autoren nur über schwerste und außergewöhnliche Folgezustände berichten, müßte zur gültigen Aussage über die Häufigkeit ihres Auftretens die Gesamtzahl der Patienten, die einen zentralen Katheter trugen, angegeben sein. Da bei den meisten dieser Arbeiten einzelne oder verschiedene dieser Punkte unberücksichtigt bleiben, müssen wir beim Versuch, ein repräsentatives Material zusammenzustellen, eine Auslese treffen. Dabei werden die Serienzusammenstellungen nach dem Einlegeort aufgeteilt, was eine Beurteilung für die entsprechende Punktionsstelle spezifischer Komplikationen erlauben soll. Ein Beispiel, wie aus der Literatur durch falsche Auswahl und falsche Beurteilung einzelner Kriterien unrichtige Durchschnittszahlen erhalten werden können, ergibt die Arbeit von Kösters u. Bartels [119] über den Subclavia-Katheterismus: Diese Autoren geben eine Literaturzusammenstellung über 2428 Vena subclavia-Katheter wieder, wobei bei Durchsicht der Originalliteratur bei einzelnen Autoren falsche Angaben tabellarisch zusammengestellt sind. Einer der aufgeführten Autoren, nämlich RAMS [160], berichtet nicht, wie erwähnt, über seine Erfahrungen mit dem Subclavia-, sondern mit dem Jugularis externa-Katheter. Dazu geben die genannten Autoren in nur 0,4% der Subclavia-Katheter eine falsche Lage der Katheterspitze an. Dazu muß bemerkt werden, daß sie die Zahlen von zwei Autoren BADEN [11] u. CHRISTENSEN [45] mit zusammen 190 Fällen auf die Gesamtzahl von 2428 beziehen. Daß die übrigen der zitierten Autoren keine Angaben über falsche Katheterlage machen, wird nicht berücksichtigt.

In der Folge soll deshalb anhand von tabellarischen Übersichten versucht werden, die Komplikationshäufigkeit in Abhängigkeit vom Zugang zu errechnen. Wir haben zu diesem Zwecke unsere bereits früher publizierten Resultate (BURRI [37, 38, 39, 40]) neu überarbeitet, erweitert, und Arbeiten, die keine sichere Angabe über die Gesamtzahl der eingelegten Katheter geben, ausgeschieden.

a) Serienzusammenstellung der Komplikationen in Abhängigkeit vom Zugang

1. Femoraliskatheter. Auf Tabelle 1 sind die Ergebnisse von 11 Autoren beim Femoraliskatheter zusammengefaßt: Über die Häufigkeit von Fehlpunktionen lassen sich keine Schlüsse ziehen, da keine der aufgeführten Arbeiten diesen Punkt berücksichtigt. Über falsche Katheterlage macht einzig BRÜCKE [31] eine zahlenmäßige Angabe: nach seinen Beobachtungen nahm der Femoraliskatheter in 25 von 100 Fällen einen falschen Weg. Eine versehentliche Punktion der arteria femoralis wird nicht beschrieben, Haematome traten keine auf. Entsprechend den anatomischen Begebenheiten, wobei bei diesem Zugang die Katheterspitze in der Cava inferior liegt, ist das Entstehen eines Pneumo- oder Haematothoraxes unmöglich. Der Femoraliskatheter bewirkt jedoch in 18,4% der Fälle eine Thrombose, in 1,96% eine Embolie, die infektiösen Folgezustände sind mit Phlebitiden in 5,24% und die septischen mit 1,88% ebenfalls häufig. In 3,64% der aufgeführten Fälle verstarben die Patienten an den direkten Folgen des Femoraliskatheters. Diese erschreckend hohe Anzahl tödlicher und schwerster Komplikationen berechtigt uns, *vor der Anwendung des Femoraliskatheters zu warnen*. Der Zugang zur vena cava von der unteren Extremität her scheint demnach nur erlaubt, wenn sämtliche anderen Punktionsstellen, beispielsweise durch Verbrennung oder infektiöse Veränderungen, ausgeschlossen sind.

2. Komplikationen beim Zugang über die obere Extremität. Bei den auf Tabelle 2 aufgeführten Komplikationen handelt es sich vorwiegend um Folgezustände beim Basilica-Katheter. In dieser Zusammenstellung

Tabelle 1. *Komplikationen beim Femoralis-Katheter*

Autor	Jahr	n	Punkt. nicht mögl.	falsche Lage	Arterie	Haematom	Pneu	Hämatothor., pleur. Infusion
DUFFY	49	34	—	—	0	0	0	0
ROSS	57	9	—	—	0	0	0	0
TAYLOR	57	9	—	—	0	0	0	0
CHAMBERS	57	10	—	—	0	0	0	0
BANSMER	58	24	—	—	0	0	0	0
MONCRIEF	58	91	—	—	0	0	0	0
INDAR	59	15	—	—	0	0	0	0
LINDENBERG	59	45	—	—	0	0	0	0
BERGER	65	17	—	—	0	0	0	0
BRÜCKE	66	100	—	25	0	0	0	0
HOHN (Kinder)	66	8	—	—	0	0	0	0

Tabelle 1. (Fortsetzung)

Autor	Jahr	n	Thrombose	Embolie	Katheterembolie	Phlebitis	Sepsis	†
DUFFY	49	34	0	0	0	5	0	0
ROSS	57	9	3 tiefe	0	0	0	0	0
TAYLOR	57	9	3 tiefe	0	0	0	0	0
CHAMBERS	57	10	2	2	0	0	0	2
BANSMER	58	24	5	2	0	4	0	3
MONCRIEF	58	91	18	0	3	4	4	5
INDAR	59	15	10	1+1 L	0	1	1	2
LINDEDBERG	59	45	4	0	0	1	0	0
BERGER	65	17	3	0	0	1	0	0
BRÜCKE	66	100	18	1	0	2	1	1
HOHN	66	8	0	0	0	0	0	0

— = keine Angabe, L = Luftembolie

sind die Ergebnisse von 15 Autoren mit insgesamt 2267 Fällen berücksichtigt. 2 Verfasser geben die Anzahl der unmöglichen Punktionen an: die durchschnittliche Versagerquote liegt bei 5%. In 9,2% der Fälle nahm der Katheter eine falsche Lage ein. Keiner der aufgeführten Verfasser beobachtete eine Verletzung einer Arterie oder eine massive Haematombildung. Verletzungen der Pleura durch die Katheterspitze traten in den aufgeführten Serien nicht auf. Die Thrombosehäufigkeit wird verschieden angegeben. Sie beträgt im Durchschnitt 8%. Die Tatsache, daß COLLINS [49] auf 213 Basilica-Kathetern keine Thrombosierung beobachtete, wäh-

Tabelle 2. *Komplikationen beim Basilica-Katheter*

Autor	Jahr	n	Punkt. nicht mögl.	falsche Lage	Arterie	Haematom	Pneu	Hämatothor., pleur. Infusion	Thrombose	Embolie	Katheterembolie	Phlebitis	Sepsis	†
Duffy	49	18	—	—	0	0	0	0	0	0	0	5	0	0
Ladd	51	108	—	7	0	0	0	0	20	0	0	10	0	0
Ross	57	27	—	—	0	0	0	0	3	0	0	0	0	0
Gritsch	59	127	7	—	0	0	0	0	—	0	0	28	1	0
Opderbecke	61	150	—	—	0	0	0	0	1	0	0	23	0	0
Cheney	64	135	—	—	—	0	0	0	63	—	—	63	—	—
Hentschel	64	34	—	—	0	0	0	0	1	0	0	1	0	0
Brøckner	64	84	—	—	0	0	0	0	0	0	0	12	0	0
Fischer	66	195	—	16	0	0	0	0	0	0	0	18	0	0
Opderbecke	66	855	—	—	0	0	0	0	5	2	0	5	0	2
Henneberg	66	124	—	—	0	0	0	0	30	0	0	20	1	1
Reichelt	66	25	—	9	0	0	0	0	24	1	0	0	0	2
Holt	67	140	6	10	0	0	0	0	13	0	0	13	0	0
Collins	68	213	—	—	0	0	0	0	0	0	0	90	4	2
Stoeckel	69	32	—	4	—	0	0	0	—	—	—	—	—	—

— = keine Angaben

rend CHENEY [44] auf der anderen Seite auf 135 Fälle 63mal thrombotische Veränderungen feststellte, weist mit aller Deutlichkeit auf den relativen Wert derartiger Serienzusammenstellungen hin. Die Emboliehäufigkeit beim Basilica-Katheter beträgt 0,2%, die Phlebitis dagegen stellt mit 12,6% der Fälle die häufigste Komplikation dar. Eine Sepsis trat in 0,5% auf, tödliche Komplikationen in 0,33%.

Trotz der Relativität der Aussagekraft dieser tabellarischen Literaturzusammenstellung, erweisen sich die entzündlichen und infektiösen Folgezustände bei dem Cava-Katheter vom Arm her als die weitaus häufigste Komplikation, gefolgt von thrombotischen Veränderungen mit über 8%.

3. Komplikationen beim Subclavia-Katheter. Tabelle 3 umfaßt die Ergebnisse von 32 Autoren mit insgesamt 7225 Subclavia-Kathetern. In denjenigen Arbeiten, wo die entsprechenden Angaben vorliegen, war die Punktion in rund 4% der Fälle nicht möglich. Diese Zahl ist erstaunlich klein, erscheint doch die Punktion der Subclavia wesentlich schwieriger als die der Basilica. Aus den meisten der entsprechenden Arbeiten geht jedoch nicht hervor, wieviele Punktionsversuche unternommen werden mußten, bis die Katheterisierung gelang. Eine falsche Katheterlage nahm die Spitze in 8,26% der Fälle. Diese von uns errechnete Zahl liegt immerhin 20mal höher als die von KÖSTERS [119] unter falschen Voraussetzungen erhaltene. Dabei mußte WRBITZKY [217] in 36 von 185 Fällen eine falsche Katheterlage feststellen, KÖSTERS [119] dagegen nur in 5 von 200 Fällen.

In durchschnittlich 1,6% der Fälle wurde beim Punktionsversuch die Arterie getroffen, wobei in ungefähr der Hälfte dieser Zahl massive Haematome entstanden. Die Häufigkeit von Pleuraverletzungen mit Ausbildung eines Pneumo- oder Haematothoraxes beträgt 1,21%, wobei ein Pneu in 0,95% und ein Haematothorax in 0,26% der Fälle auftrat. Thrombosen wurden nur in seltenen Fällen klinisch manifest; SCHOLZ [174] fand jedoch in seinem Sektionsmaterial bei 33 von 60 Subclavia-Katheterträgern thrombotische Veränderungen. Der gleiche Autor beobachtete in 5 von 60 Fällen Embolien. Keiner der übrigen 31 Autoren mußte klinisch eine Lungenembolie nachweisen.

Katheterembolien werden in dieser Serienzusammenstellung 4 auf 7225 Katheterträger beschrieben. Die Phlebitis im Bereiche der Subclavia erweist sich als äußerst seltene Komplikation, ihre Rate beträgt 0,21%. Dieser Folgezustand führte jedoch in 0,16% zu einem septischen Zustandsbild. Eine Verletzung des Plexus brachialis trat in 4 Fällen auf. Der Subclaviakatheter war in 9 auf 7225 Fälle oder in 0,12% Todesursache. Auch bei den punktionsbedingten schweren Komplikationen, wie Pneu oder Haematothorax, geben die verschiedenen Autoren sehr unterschiedliche Zahlen an. YAROM [218] mußte von insgesamt 200 Patienten bei 12 einen Pneu und bei 3 einen Haematothorax feststellen; er kommt damit auf eine

Tabelle 3. *Komplikationen beim Subclavia-Katheter*

Autor	Jahr	n	Punkt. nicht mögl.	falsche Lage	Arterie	Haematom	Pneu	Haematothor., pleur. Infusion	Thrombose	Embolie	Katheterembolie	Phlebitis	Sepsis	Plexus verl.	†
Keeri-Szanto	57	113	11	—	3	—	2	0	0	0	0	0	0	0	2
Wilson	62	1000	—	—	—	1	5	0	0	0	0	0	0	0	0
Ashbough	63	19	—	—	0	0	1	0	0	0	0	0	0	0	0
Davidson	63	100	6	—	—	3	1	3	0	0	0	0	0	0	0
Baden	64	61	2	3	0	1	0	1	0	3 L	0	0	0	0	0
Vandeghen	64	52	1	—	10	0	1	0	0	0	0	0	0	0	0
Bradley	64	200	—	—	1	1	0	3	0	0	0	1	1	1	0
Yarom	64	200	—	—	—	—	12	3	0	0	0	0	0	0	0
Yoffa	65	130	3	—	1	1	0	0	0	1 L	0	0	0	0	0
Longerbeam	65	122	5	—	3	1	5	0	0	0	1	0	0	0	0
Smith	65	200	—	—	1	1	2	3	0	0	0	1	1	1	2
Malinak	65	113	3	—	1	0	0	1	0	0	1	0	0	0	0
Kuhn	66	145	5	—	0	0	1	0	0	0	0	1	1	0	0
Corwin	66	98	9	—	0	0	2	0	0	0	0	0	0	0	0
Eastridge	66	50	—	—	0	0	0	0	0	0	0	0	0	0	0
Christensen	67	129	31	8	2	1	4	0	0	0	0	1	1	0	0
Wrbitzky	67	185	8	36	10	0	1	0	3	0	0	3	0	0	(3)
Bach	67	326	10	—	—	—	2	0	0	0	0	0	1	0	0
Robert	67	219	—	—	0	3	1	0	0	0	0	0	0	0	0
Riess	67	40	—	—	—	—	4	1	—	—	—	—	—	—	0
Defalque	68	1000	12	—	1	—	3	0	0	0	0	0	0	0	0
Eisterer	68	39	—	4	0	0	3	1	7	0	1	0	0	0	0
Kröpelin	68	10	—	—	—	—	0	—	—	—	—	5	5	—	1
Kux	68	44	—	—	—	—	0	0	—	—	—	1	—	—	1
Clauss	69	310	8	—	—	—	3	0	0	0	0	1	0	1	0

Tabelle 3. (Fortsetzung)

Autor	Jahr	n	Punkt. nicht mögl.	falsche Lage	Arterie	Haematom	Pneu	Haematothor., pleur. Infusion	Thrombose	Embolie	Katheterembolie	Phlebitis	Sepsis	Plexus verl.	†
Scholz	69	60	—	—	8	10	—	3	33	5	1	2	2	0	?
Walker	69	150	—	—	—	—	4	0	0	—	—	—	—	—	0
Heinz	69	300	—	—	—	—	6	0	—	—	—	—	—	—	0
Volles	69	101	—	—	—	—	2	0	—	—	—	—	—	—	0
Kösters	70	200	—	5	2	—	2	0	0	0	0	0	0	1	0
Fassolt	70	1400	—	—	—	—	2	1	2	3 L	0	1	1	0	0
Oeri	70	109	3	3	1	1	0	0	5	0	0	1	0	0	0

— = keine Angaben, L = Luftembolie

Tabelle 4. *Komplikationen beim Jugularis externa-Katheter*

Autor	Jahr	n	Punkt. nicht mögl.	falsche Lage	Arterie	Haematom	Pneu	Haematothor., pleur. Infusion	Thrombose	Embolie	Katheterembolie	Phlebitis	Sepsis	Plexus verb.	†
Duffy	49	20	—	—	0	0	0	0	0	0	0	3	0	0	0
Keenleyside	62	101	—	—	0	0	0	0	0	0	0	0	0	0	0
Jones	63	250	—	—	0	0	0	0	0	0	0	0	0	0	0
Hentschel	64	41	—	—	0	0	0	0	0	0	0	1	0	0	0
Nordlund	64	175	31	—	0	0	0	0	4	0	0	0	0	0	0
Rams	66	275	—	—	0	0	0	0	0	0	0	0	0	0	0
Dudrick	69	35	—	—	0	0	0	0	0	0	0	3	0	0	0
Burri	69	300	41	36	0	0	0	0	12	0	0	15	0	0	0

— = keine Angaben

Durchschnittszahl von 7,5%, während FASSOLT [68] diese Komplikationen nur bei 3 von 1400 Patienten angetroffen hat. Trotz dieser unterschiedlichen Erfahrungen einzelner Autoren scheint die Tatsache festzustehen, daß pleurale Verletzungen anläßlich der Punktion die häufigste schwere Komplikation beim Subclaviakatheter darstellen.

4. Komplikationen beim Zugang über die Vena brachiocephalica. Die in der Literatur vorhandenen Arbeiten über diesen Zugang beschäftigen sich vorwiegend mit der technischen Seite. Serienzusammenstellungen über Komplikationen liegen unseres Wissens nicht vor. Die einzige uns zur Verfügung stehende Tatsache beruht auf einer persönlichen Mitteilung von JEANNERET [107], dem bei 10 Fällen die Punktion 8mal mißlang.

5. Komplikationen beim Jugularis externa-Katheter. Diese sind anhand von Seriendarstellungen an 1197 Fällen von 8 Autoren dargestellt. Die Punktion mißlang in rund 15%, und in 12% der Fälle nahm der Katheter eine falsche Lage ein. Die Thrombosehäufigkeit wird mit 1,34% ermittelt, infektiöse Komplikationen im Sinne von Phlebitiden traten in 1,82% auf. Keiner der Autoren mußte eine Sepsis oder einen Todesfall infolge eines Jugularis-Katheters in Kauf nehmen.

Die Schwierigkeiten bei der Punktion und das Abweichen der Katheterspitze beim Vorschieben erweisen sich als die Hauptargumente gegen dieses Vorgehen.

Die Tabelle 5 ergibt eine zusammenfassende Darstellung der Verhältnisse für die einzelnen Einlegeorte, in der die Basilica, die Jugularis, die Subclavia und die Saphena magna bzw. die Femoralis berücksichtigt sind. Aus dieser Literaturzusammenstellung ist klar ersichtlich, daß die Schwierigkeiten mit der Punktion und richtigem Einbringen des Katheters beim Zugang über die vena jugularis externa im Vordergrund stehen. Haemato- und Pneumothorax treten nur anläßlich der Punktion der vena subclavia auf. Die Thrombosehäufigkeit erreicht beim Saphena magna- bzw. Femoralis-Katheter mit 18,5% eine Spitze, an 2. Stelle steht mit 8% der Basilica-Katheter. Die Emboliehäufigkeit ist ebenfalls beim Katheter von der unte-

Tabelle 5. *Komplikationen in Abhängigkeit vom Einlegeort (in %) (n = 11051 Fälle)*

Einlegeort	Punkt. nicht mögl.	falsche Lage	Haemato-/ Pneumothorax	Thrombose	Embolie	Phlebitis	Sepsis	†
Basilica	5	9,2	0	8	0,2	13	0,5	0,33
Jugularis	15	12	0	1,3	0	1,8	0	0
Subclavia	4	8	1, 2	0,6	0,06	0,2	0,2	0,12
Saphena magna	—	25	0	18,5	2	5,2	1,9	3,64

ren Extremität her mit 2,0% die größte. Entzündliche Venenveränderungen findet man vorwiegend beim Basilica-Katheter, septische Komplikationen dagegen sind eindeutig beim Saphena-Katheter am häufigsten. Katheterbedingte Todesfälle traten beim Zugang von der unteren Extremität her in 3,64% (!) auf, beim Basilica-Katheter in 0,33% und beim Subclavia-Katheter in 0,12% der Fälle, beim Jugularis-Katheter mußte nie ein Zusammenhang zwischen Katheter und Todesursache festgestellt werden.

b) Komplikationen beim Cava-Katheter außerhalb von Seriendarstellungen

Wie bereits erwähnt, finden sich in der Literatur zahlreiche Angaben über Komplikationen ernster Natur bei fehlender Gesamtzahl der Patienten, auf welche diese Komplikationen vorkommen. Es ist deshalb nicht möglich, eine zuverlässige Angabe über die Häufigkeit ihres Auftretens zu machen. Die an dieser Stelle wiedergegebene Darstellung richtet sich deshalb nach der Art des entsprechenden Folgezustandes:

1. Thrombosen beim Cava-Katheter. In der Literaturzusammenstellung über 11051 Fälle beträgt die klinisch beobachtete Thrombosehäufigkeit ca. 3% mit Schwankungen von 0,6% für den Subclavia-Katheter und 18,5% für den Femoralis-Katheter. Diese Zahl bezieht sich auf klinische Beobachtungen.

Die Thrombosehäufigkeit beträgt im Patientengut von SIEWERT [178] unter Anwendung verschiedener Einlegestellen ca. 3,5%. In krassem Gegensatz zu diesen klinischen Beobachtungen stehen die Befunde von REICHELT [162], der anläßlich der Autopsie von 26 Patienten mit einem Basilica-Katheter bei 24 thrombotische Veränderungen in den zuführenden Venen feststellen mußte. Phlebographische Untersuchungen von DIETZ [56] wiesen in 21 von 25 untersuchten Patienten mit einem Basilica-Katheter thrombotische Aussparungen im Gefäßlumen nach. Dabei fand der Autor keinen Zusammenhang zwischen dem Schweregrad der erfaßten Gefäßveränderungen und der Liegedauer. Keine dieser radiologisch nachgewiesenen Thrombosen wurde klinisch manifest, d.h. in keinem Fall bestanden bei äußerer Betrachtung Zeichen einer Störung des Blutflusses am betroffenen Arm. TESKE [195] untersuchte die Verhältnisse phlebographisch beim Subclavia-Katheter. Er führte 60 Phlebographien bei insgesamt 58 Patienten durch, wobei in einem Drittel der Fälle Aussparungen im Gefäßlumen festgestellt werden mußten. Auch bei diesen Patienten waren keine klinischen Durchblutungsstörungen vorhanden, in 6 Fällen konnte jedoch eine phlebographisch meßbare Abflußverzögerung des Kontrastmittels nachgewiesen werden. Es scheint somit als Tatsache festzustehen, daß thrombotische Veränderungen beim Cava-Katheter häufig vorkommen; bei Katheterlage in einem relativ englumigen Gefäß in über $^2/_3$, beim Subclavia-Katheter in ungefähr $^1/_3$ der Fälle. In der überragenden Mehrzahl kommt es jedoch zu keiner klinischen Manifestation der Thrombosierung. In den vergangenen 3 Jahren mußten wir an der chirurgischen Universitätsklinik in Basel 4 manifeste schwere Thrombosen in Kauf nehmen: Eine Cavathrombose mit klinischer Erholung, 2 Subclaviathrombosen, deren Symptome sich ebenfalls vollständig zurückbildeten und 1 Axillaristhrombose mit bleibender Durchblutungsstörung des Armes. Diese Zahl erscheint beeinem Verbrauch von ungefähr 25000 Kathetern in der gleichen Zeitperiode klein (Burri [39, 40]). Heparinzusätze zur Infusion sollen nach den Angaben von Moncrief [144] die Häufigkeit der Thrombosierung nicht beeinflussen, andere Autoren dagegen sahen günstige Effekte von diesem Medikament.

Als schwerste Form einer Thrombosekomplikation gilt die Lungenembolie. In unserer Literaturzusammenstellung finden sich unter 11051 Fällen 15 manifeste Lungenembolien, die insbesondere in Kombination mit einer bakteriellen Komponente in mehreren Fällen tödlich verliefen.

2. Infekt beim Cava-Katheter. In unserer Literaturzusammenstellung finden sich unabhängig vom Einlegeort unter 11051 Fällen 346 mal lokalisierte Infektionen und 29mal eine Sepsis. Die Tabelle 6 gibt eine weitere Übersicht über katheterbedingte Sepsisfälle aus der Literatur, wobei 2 Autoren, nämlich Kröpelin [120] und Moncrief [144] in den Serienzusammenstellungen bereits berücksichtigt sind. Drei weitere Autoren geben die Häufigkeit einer septischen Komplikation an, indem sie der zahlenmäßigen Angabe der Komplikationen die Gesamtzahl der eingelegten Katheter beifügen. Sie mußten zusammen 28 septische Fälle auf etwas über 1000 Katheterträger registrieren; dies entspricht einem Prozentsatz von annähernd 3%. Ihre Angaben konnten aber bei den Serienzusammenstellungen nicht berücksichtigt werden, da sie verschiedene Einlegeorte für den Cava-Katheter benutzten. Die Häufigkeit septischer Komplikationen liegt demnach beim Cava-Katheter zwischen 0,5 und 3%.

Höhere Koinzidenzen beobachteten lediglich Moncrief [144] mit 4 septischen Thrombosen auf 91 Femoralis-Katheter und Kröpelin [120] mit 5 auf 10 Subclavia-Katheter. Beim letztgenannten Autor hat ein ausgelesenes Krankengut von alten Patienten, die alle unter einem Breitspektrum-Antibioticum standen, seinen Niederschlag gefunden. 3 der 5 Patienten Kröpelins wiesen eine Blastomycetensepsis auf. Die Sterblichkeit der katheterbedingten Sepsisfälle ist hoch. Sie beträgt nach unserer Zusammenstellung auf Tabelle 6 zwischen 20 und 100%. Von den verursachenden Erregern steht der Staphylococcus aureus haemolyticus im Vordergrund, daneben fanden sich aber auch Pseudomonas, Coli, Klebsiellen, Streptococcen, Staphylococcus albus und Candida albicans. Gorce [83, 84] beobachtete bei Kindern 12mal ein septisches Zustandsbild mit Enterobakterien.

Tabelle 6. *Katheterbedingte Sepsisfälle aus der Literatur*

Autor	Jahr	Anzahl Kath.	Einlegeort	sept. Fälle	Bakteriologie	Exitus	Besonderes
Hassall	58	—	Arm, Bein		12 staph. aureus	—	—
Moncrief	58	91	femoral	4	sept. Thrombosen	4	Verbrennungen
McNair	59	—	Arm	4	verschiedene	3	—
Worms	65	—	cephalica saphena	4	staph. aureus Corynebakt.	2	—
Orestano	66	—	Arm	3	keine Kulturen	3	alle 3 Fälle mit Endocarditis
Smits	67	—	verschied.	10	staph. aureus Coli, Klebsiella, Strepto. viridans	1	—
Bentley	68	756	verschied.	19	13 staph. aureus 5 gramneg. 1 nichtpathogen	2	Venenfreilegungen
Collins	68	213	verschied.	4	2 Pseudomonas 1 Herella 1 Proteus	2	—
Kröpelin	68	10	subclavia	5	3 Blastomyceten 2 keine Kultur	1	alte Pat. unter Breitspektrumantibioticis
Gorce	69	—	verschied.	12	12 Enterobakt.	1	Kinder
Banks	70	118	verschied.	6	2 staph. aureus 2 Klebsiella 2 staph. albus	—	—
Worms	65	—	cephalica saphena	4	staph. aureus Corynebact.	2	—

— = keine Angaben

Genster u. Skjoldberg [82] legten 600 Katheter von der Basilica und der Saphena magna aus durch Freilegung ein. In 33,3% dieser Fälle fielen die Blutkulturen positiv aus, in 16,4% trat das klinische Bild einer Septicaemie auf. Aufgrund dieser erschreckenden Ergebnisse schränken die beiden Autoren die Indikation für den Cava-Katheter wesentlich ein.

Verschiedene Autoren versuchten, dem Problem der bakteriellen Kontamination beim Cava-Katheter vermehrte Beachtung zu schenken: Entsprechend einer Zusammenstellung von Sande soll beim einfachen Herzkatheterismus mit oder ohne Angiokardiographie in 4–18% der Fälle eine Bakteriaemie auftreten. Dieser Autor zitiert Cobe [1954], der nach kräftigem Zahnbürsten in 40% der Fälle Bakteriaemien gefunden hatte. Wilmore u. Dudrick [213] untersuchten 13 Katheter bei Kindern mit einer Liegezeit von 6–51 Tagen, wobei 4 der Fremdkörper mehr als 1 Monat intravasal gelegen hatten: Sie konnten in keinem der Fälle eine bakterielle Kontamination nachweisen. Diese Autoren richteten ein besonderes Augenmerk auf die Katheterpflege, indem sie die Kathetereintrittsstelle mit Jod desinfizierten, nach Einlegen des Fremdkörpers eine Antibiotica-Salbe auf die Eintrittsstelle aufbrachten und einen täglichen Verbandwechsel ausführten. Druskin u. Siegel [58] untersuchten die bakterielle Komponente beim Cava-Katheter und brachten sie in Zusammenhang mit der Liegedauer. 12 Katheter, die vor 48 Std entfernt wurden, waren bakteriologisch negativ. Von 42 Kathetern, die mehr als 48 Std lagen, wiesen deren 22 positive Kulturen auf. Dieser Unterschied erwies sich mit einem $p < 0,01$ als statistisch signifikant. Diese Autoren beobachteten eine Virulenzsteigerung von Staphylococcus albus durch den intravasal liegenden Fremdkörper. Auch in ihren Beobachtungen stand die Kontamination mit Staphylococcus aureus haemolyticus im Vordergrund, gefolgt von Proteus, Pseudomonas, Coli, Subtilis, Klebsiellen und Staphylococcus albus.

Die zeitabhängige Häufigkeit bakterieller Kontaminationen intravasaler Fremdkörper wird durch Siewert [178] bestätigt, indem dieser Autor bei durch Venenfreilegung eingebrachten Kathetern mit kurzer Liegedauer von 1–3 Tagen in 12%, nach 3 Wochen aber in 45% der Fälle einen Infekt nachweist. Auch bei ihm steht Staphylococcus aureus haemolyticus im Vordergrund, der Staphylococcus albus jedoch bereits an 2. Stelle.

Während unsere Katheterstudie lief, in der wir bakteriologische Untersuchungen von Katheterspitze, Haut und Katheterspülflüssigkeit vornahmen, haben auch Banks u. Mitarb. [13] bakteriologische Untersuchungen der Haut, des Katheters und von Blutproben aus der Kathetervene ausgeführt. Diese Autoren fanden beispielsweise Staphylococcen bei 17 Hautabstrichen, bei 13 gleichzeitigen Katheterabstrichen und bei 2 Haut-, Katheter- und Blutkulturen. Bei 10 Patienten waren sowohl Haut- wie Katheterkulturen positiv, bei 2 Haut-, Katheter- und Blutkulturen. Von den insgesamt durchgeführten 118 Katheteruntersuchungen erwiesen sich 58 Fremdkörper als kontaminiert. Einige Autoren befassen sich mit der Prophylaxe der Katheterinfektion: CHENEY u. LINCOLN [44] prüften bei 135 Patienten die Wirkung einer 3%igen Tetracyclin-Salbe, die nach Einlegen des Katheters auf die Eintrittsstelle gebracht wurde. Sie fanden keine signifikante Senkung der Infekthäufigkeit bei *einmaliger Anwendung* der Antibioticum-Salbe. Interessant ist jedoch die Beobachtung, daß unter diesem Vorgehen die Infekthäufigkeit nach 24 Std zeitlich unabhängig bleibt. MORAN [145] verwendete eine Neomycin-Bacitracin-Polymyxin-Salbe und verglich sie mit einer Plazebo-Salbe. Bei Verwendung von Plazebo trat in 78% der Fälle ein Infekt auf, bei Anwendung der Antibiotica-Salbe nur in 18%. 3 der Patienten, die mit Plazebo behandelt wurden, wiesen die klinischen Zeichen einer Sepsis auf, bei Verwendung des Breitspektrum-Antibioticums blieb ein solcher Folgezustand aus.

HORISBERGER [99] untersuchte die Beeinflussung der Infekthäufigkeit durch besonderes technisches Vorgehen beim Einlegen des Katheters: 135 Intracath-Katheter wurden ohne besondere Vorsichtsmaßnahmen eingelegt. Dabei traten in 20 Fällen Infektzeichen auf, 1mal eine Bakteriaemie und 1mal eine nachgewiesene Sepsis. Wurden die Katheter unter aseptischen Kautelen (Verwendung von Maske und sterilen Handschuhen) eingelegt, konnte die Infekthäufigkeit um das Vierfache gesenkt werden.

Diese Literaturangaben erlaubten die Schlußfolgerung, daß aseptisches Vorgehen beim Einlegen des Cava-Katheters und die Behandlung der Eintrittsstelle mit einem lokal applizierten Antibioticum die Infekthäufigkeit günstig zu beinflussen vermag. Wir haben diese Beobachtungen in unserer prospektiven Studie berücksichtigt und werden uns demnach eine Aussage über die Wirksamkeit dieser prophylaktischen Maßnahmen erlauben können.

3. Gefäßperforationen durch den Cava-Katheter (Tabelle 7). Gefäße können beim Einlegen eines Cava-Katheters anläßlich der Punktion oder aber auch durch die vordringende Katheterspitze perforiert werden. Beim Durchstechen der Vene bei der Punktion kommt es im Ellenbogen, am Bein und im Halsbereich (Basilica, Femoralis, Jugularis externa) höchstens zu einer Haematombildung, die keine größere Komplikation darstellt, weitere Punktionsversuche aber verunmöglichen kann. Bei den Perforationen der Subclavia können Verletzungen der Pleura, des Plexus brachialis sowie der arteria subclavia auftreten. Derartige Folgezustände erweisen sich bei diesem Zugang nicht nur als potentiell, sie sind vielmehr des öfteren beschrieben worden. Somit erlangen Gefäßperforationen bei der Punktion praktisch nur für die Subclavia klinische Bedeutung.

Gefäßwandschädigungen und Perforationen bei Verschieben des Katheters können, wie unsere Übersicht auf Tabelle 7 zeigt, bei jedem Zugang erfolgen: ASHRAF [4], JOHNSON [109, 110], MAHAFFEY [137], GOYANES [86]

Tabelle 7. *Gefäßperforationen beim Cava-Katheter*

Autor	Jahr	Zugang	Perforationsstelle	Folgen
ASHRAF	63	vena brachialis	vena cava superior	Infusion ins Mediastinum. Entfernung des Katheters. Erholung.
SCHWEIKERT	64	vena jugularis externa	vena cava superior	n. 2 Tagen: Infusionen in beide Pleurahöhlen. Punktion. Erholung (Kind).
	64	vena jugularis externa	vena cava superior	n. 2 Tagen: Infusionen in beide Pleurahöhlen. Entfernung des Katheters. Punktion. Erholung.
DEUBZER	65	vena subclavia	vena subclavia	Infusionen in Pleurahöhle (3000 ml). *Exitus.*
EISTERER	66	vena subclavia	vena subclavia	Intrapulmonale Infusion. Nadel entfernt, endotracheales Absaugen. Erholung.
JOHNSON	66	vena cubitalis	vena cava superior	Infusion in li. Pleurahöhle. Kath. entfernt, Punktion. Erholung.
MAHAFFEY	66	vena cubitalis	vena cava superior	Infusionen ins Mediastinum u. in re. Pleurahöhle. Kath. entfernt, Punktion. Erholung.
GOYANES	69	vena basilica	vena axillaris	Haematom. – Erholung.
BURRI	70	vena basilica	vena axillaris	Infusionen in M. pectoralis u. Mamma. Keine Folgen.

und BURRI [39, 40] beschrieben Verletzungsfolgen bei Einbringen des Katheters vom Arm her, SCHWEIKERT [176] von der Jugularis externa, DEUBZER [53] und EISTERER [65, 66] nach Punktionen der Subclavia. Die Folgen von Gefäßoperationen durch die Katheterspitze sind vom Zugangsort unabhängig. Liegt die Verletzungsstelle außerhalb des thorakalen Bereiches, wie in den Fällen von BURRI [39, 40] und GOYANES [86], kommt es zur lokalen Haematombildung oder, falls Infusionen durch den Katheter zugeführt werden, zu einer Verdrängung des Gewebes durch die zugeführte Flüssigkeit. Lokalisiert sich die Perforationsstelle im Subclavia-, Brachiocephalica- oder Cavabereich, dringt die Katheterspitze in die Pleurahöhle oder ins Mediastinum ein. In diesen Fällen kommt es bei Zufuhr von Blut zu einem iatrogenen Haematothorax, bei Gabe von Infusionslösungen zu einem Hydrothorax. Derartige Fälle haben ASHRAF [4], SCHWEIKERT [176], JOHNSON

[109], Deubzer [53] und Mahaffey [137] beschrieben. Die beiden Fälle von Schweikert weisen insofern eine Besonderheit auf, indem bei Kindern die Komplikation erst nach 2 Tagen auftrat, also möglicherweise einer Drucknekrose der Gefäßwand durch die Katheterspitze entsprach. Eine besonders seltene Beobachtung beschreibt Eisterer [66], bei dessen Patienten die Subclavianadel in die Lunge eindrang und mit dem Bronchialbaum in Verbindung trat, so daß die Infusionen intrapulmonal erfolgten. Die sofortige Entfernung der Infusionsnadel und endotracheales Absaugen vermochten die Komplikation zu einem guten Ende zu führen. Bei den übrigen intrapleuralen Infusionsfällen brachte das Absetzen der Zufuhr, verbunden mit Pleurapunktion, die Erholung der Patienten. Einzig ein Patient von Deubzer mit einer Infusionsmenge von über 3000 ml in die Pleurahöhle kam an den Folgen dieser Komplikation ad exitum, derjenige von Fassolt [68] starb an seinem Grundleiden.

Gefäßverletzungen anläßlich der Punktion sind relativ häufig, solche durch die Katheterspitze extrem selten. Die Kenntnis der Möglichkeit eines derartigen Folgezustandes erscheint uns jedoch wichtig, da bei dessen Auftreten rasches Erkennen von äußerster Wichtigkeit ist und umgehendes therapeutisches Handeln erfordert.

4. Herzperforationen beim Cava-Katheter (Tabelle 8). In seltenen Fällen kann die Katheterspitze den rechten Vorhof oder den rechten Ventrikel perforieren. Wir haben in dem uns zur Verfügung stehenden Schrifttum 9 derartige schwere Folgezustände gefunden. In 3 Fällen handelt es sich um Perforationen nach Katheterembolien, bei den übrigen um Verletzungen beim Einlegen des Katheters. Dreimal lag die Perforationsstelle im rechten Vorhof, 6mal im Bereiche des rechten Ventrikels. Von den 8 Fällen, deren Schicksal in den entsprechenden Arbeiten beschrieben ist, konnten durch rasches therapeutisches Einschreiten 2 Patienten gerettet werden, die übrigen verstarben an den Folgen dieser Komplikation.

Perforationen des rechten Vorhofes oder der rechten Herzkammer werden immer durch eine vordringende Katheterspitze verursacht, sie sind demnach vom peripheren Zugang unabhängig. Weitgehende Sicherung von derartigen schwersten Komplikationen scheint uns die Verwendung relativ weicher und biegsamer Katheter ohne feste Mandrins sowie die Vermeidung des Sitzes der Katheterspitze in Vorhof und Ventrikel durch vorheriges sorgfältiges Abschätzen der Katheterlänge zu bieten.

5. Pleuraverletzungen beim Cava-Katheter (Tabelle 9). Das Lungenfell kann, wie die Venenwand allein, anläßlich der Punktion der Subclavia oder der Brachiocephalica, aber auch durch eine vordringende Katheterspitze, verletzt werden. Diese Tatsache läßt sich aus unserer Zusammenstellung auf Tabelle 8 ableiten: die Häufigkeit einer Pleuraverletzung liegt nach unseren Seriendarstellungen bei 1,2% (Subclavia). Auf Tabelle 9 sind

Tabelle 8. *Herzperforationen beim Cava-Katheter*

Autor	Jahr	Zugang	Perforationsstelle	Folgen
Brown	56	vena femoralis	K'embolie Perf. re. Ventrikel	gestorben
Scebat	57	periphere vene	re. Ventrikel	gestorben
	57	periphere vene	re. Ventrikel	Endocardhaematom, gestorben
Johnson	63	Armvene	K'embolie Perf. re. Ventrikel	gestorben
Henneberg	65	vena jugularis	rechter Vorhof	—
Doering	67	vena cephalica	K'embolie Perf. re. Ventrikel	gestorben
Eisterer	68	vena basilica	re. Ventrikel	Tamponade, Drainage, Erholung
Thomas	69	vena basilica	rechter Vorhof	Tamponade, Drainage, Erholung
	69	vena basilica	rechter Vorhof	Tamponade, Herzstillstand, gestorben

28 Fälle aufgeführt, die außerhalb dieser Seriendarstellungen stehen. In 4 von diesen 28 Fällen war die Pleuraverletzung durch die Katheterspitze verursacht, nämlich entsprechend den Mitteilungen von Ashraf [4], Mahaffey [137], Schweikert [176] und Johnson [110]. In den übrigen Fällen stellt sie eine direkte Folge der Subclaviapunktion dar. Von den 28 Patienten verstarben 11 an den Folgen dieser Komplikation. Die Todesursachen waren doppelseitiger Pneu, einseitiger Spannungspneu oder Hydrothorax von mehr als 3 l. Matz [141] und Schapira [171] berichten je über einen Fall, bei dem trotz einseitiger Pneumonektomie die Punktion an der Subclavia der Gegenseite versucht und dabei ein vollständiger Pneu gesetzt wurde, was in kürzester Zeit zum Tode der Patienten führte.

Die Kenntnis dieser Komplikationsfolgen und der Häufigkeit ihres Auftretens sollten uns dazu führen, bei Patienten mit vorbestehender schwerer cardialer oder pulmonaler Affektion, bei denen ein zusätzlicher Pneumothorax *mit Sicherheit* zum Tode führen muß, die Subclaviapunktion zu vermeiden. Bei Status nach Pneumonektomie darf unter keinen Umständen die gegenseitige Subclavia angegangen werden.

Tabelle 9. *Pleuraverletzungen beim Cava-Katheter*

Autor	Jahr	Zugang	Folgen
Ashraf	63	vena brachialis li.	Infusionen ins Mediastinum. Entfernung des Katheters. Erholung.
Johnson	63	vena cubitalis li.	intrapleurale Infusion, Punktion. Erholung
Baden	64	vena subclavia	intrapleurale Infusion, Punktion. Erholung
Schweikert	64	vena jugularis externa re.	intrapleurale Infusion, Punktion. Erholung
		vena jugularis externa re.	intrapleurale Infusion, Punktion. Erholung
Deubzer	65	vena subclavia re.	Pneu re., Punktion, Erholung
		vena subclavia re.	Pneure., Mediastinalemphysem, gestorben
Deubzer	65	vena subclavia	Infusion in Pleurahöhle (3000 ml), gestorben
Malinak	65	vena subclavia	Haematothorax, Punktion. Erholung
Matz	65	vena subclavia li.	100 % Pneu li. bei Status nach Pneumonektomie re. Gestorben
		vena subclavia bds.	doppelseitiger Pneu. Gestorben
Smith	65	vena subclavia re.	Haematothorax (1200 ml), gestorben
		vena subclavia	Haematothorax, gestorben
		vena subclavia	Pneumothorax. Drainage, Tracheotomie. Erholung
		vena subclavia	Spannungspneu. Drainage. Tracheotomie. Gestorben
		vena subclavia li.	Haematothorax (2000 ml), Thorakotomie. Erholung
Mahaffey	66	vena cubitalis	Infusionen in Pleuraraum. Punktion. Erholung
Schapira	67	vena subclavia li.	100 % Pneu li. bei Status nach Pneumonektomie re. Gestorben
		vena subclavia bds.	50 % Pneu bds. Gestorben
		vena subclavia re.	100 % Pneu re. Gestorben
Eisterer	68	vena subclavia bds.	doppelseitiger Pneu, Punktion. Erholung
Walker	69	vena subclavia li.	Pneu li. Gestorben an Infarkt.
		vena subclavia	Pneu li. Intrapleurale Infusion, Empyem. Thorakotomie. Erholung
		vena subclavia li.	100 % Pneu li. Drainage, Erholung
		vena subclavia li.	100 % Pneu li. Drainage, Erholung
		vena subclavia li.	100 % Pneu li. Drainage, Erholung
Fassolt	70	vena subclavia	intrapulmonale Infusion. Nadel entfernt. Endotracheales Absaugen. Erholung

6. Luftembolie bei Cava-Katheter (Tabelle 10). Über die Möglichkeit einer Luftembolie beim Cava-Katheter ist viel geschrieben worden, in der Literatur sind jedoch nur 10 Fälle auffindbar; 6 Luftembolien traten während der Punktion der Subclavia auf, bei 4 Patienten löste sich die Verbindung zur Infusion oder der Katheterverschlußpfopfen. Wir selbst erlebten bei einem Patienten eine wahrscheinliche Luftembolie: Der Cava-Katheterträger wurde am 2. postop. Tag aufgenommen, wobei sich der Infusionsschlauch vom Katheter löste. In Sekundenbruchteilen kollabierte der Patient, die anwesende Schwester stellt die unterbrochene Verbindung wieder her und der Kranke erholte sich rasch. Der Kollaps dürfte in diesem Falle lebensrettend gewesen sein, indem sich durch die plötzliche Lageveränderung

Tabelle 10. *Luftembolien beim Cava-Katheter*

Autor	Jahr	Zugang	Ursache	Folgen
INDAR	59	femoral	—	Erholung
BADEN	64	vena subclavia	Aspiration während Punktion	Erholung
		vena subclavia	Aspiration während Punktion	Erholung
		vena subclavia	Aspiration während Punktion	Erholung
YOFFA	65	vena subclavia	Aspiration bei supraclaviculärer Punktion bei Pat. mit hochgelagertem Oberkörper	Nadel entfernt, Erholung
LEWINSKY	69	vena subclavia	Punktion in Fowler-Lage	Exitus durch Luftembolie
FLANAGAN	69	vena subclavia	Punktion in Fowler-Lage	Exitus durch Luftembolie
BURRI	70	vena jugularis	Infusionsschlauch von Kath. losgelöst, Pat. kollabiert	Nach sofortiger Wiederherstellung der Verbindung Katheterinfusion. Erholung
FASSOLT	70	vena subclavia	Katheterverschluß beim Herumgehen gelöst, Kollaps	Erholung
		vena subclavia	Lösen des Infusionsschlauches bei Umlagerung	Erholung
		vena subclavia	Lösen des Katheterverschlusses während Defaekation. Kollaps.	Erholung

auch der Druckunterschied reduzierte und damit die Luftaspiration zum Stillstand brachte [39]. Die beiden von FLANAGAN [73] und LEVINSKY [131] aufgeführten Fälle kamen innerhalb Sekunden ad exitum. FLANAGAN [73] hat errechnet, daß bei einer Druckdifferenz von 5 cm Wassersäule in 1 sec 100 ml Luft durch eine Katheternadel eindringen können. Diese Zahl entspricht der letalen Menge.

Luftembolien beim Einlegen eines Cava-Katheters durch die Subclavia können durch richtige Lagerung des Patienten (TRENDELENBURG) vermieden werden. Bei Verwendung einer Injektionsspritze empfiehlt sich zudem die fortlaufende Aspiration während des Vorschiebens der Nadel. Bei Anwendung des Intracath-Modells ist das Eindringen von Luft ins Gefäßsystem bei der erwähnten richtigen Lagerung praktisch ausgeschlossen. Bei Patienten, die mit liegendem Cava-Katheter herumgehen dürfen, ist auf eine sichere Verbindung von Infusionsschlauch mit Katheteransatz zu achten.

7. Katheterembolien. In der überragenden Mehrzahl der Fälle kommt es durch Abscheren des Katheters an der Nadelspitze (Intracath) zur Katheterembolie. Weitere Ursachen sind das Ablösen von Nadeln, die im Katheterlumen stecken oder Bruch des Katheters durch übermäßig viele Manipulationen. Zahlreich sind wahrscheinlich die Fälle, bei denen ein Katheter durch die Nadelspitze abgerissen wurde, wobei aber das Ende außerhalb der Haut verblieb und so der Fremdkörper mit Leichtigkeit entfernt werden konnte. Wir konnten aus dem Schrifttum 88 Fälle von Katheterembolien zusammenstellen. Diese Fälle werden unterteilt nach der Lokalisation der Embolie:

Periphere Katheterembolien (Tab. 11). Es finden sich in der uns zur Verfügung stehenden Literatur 29 Fälle von peripheren Katheterembolien. Dabei verbleibt das eingeschwemmte periphere Katheterende in einer mehr oder weniger oberflächlichen Vene der Extremität und kann durch einen kleinen Eingriff mühelos entfernt werden. Da es sich bei diesen Folgezuständen um eine relativ harmlose Komplikation handelt, die sich an und für sich nicht für eine wissenschaftliche Publikation eignet, muß man annehmen, daß nur ein kleiner Bruchteil der effektiv aufgetretenen Fälle publiziert worden sind. Von diesen 29 Fällen wurde bei 25 Patienten der Katheter ohne bleibende Folgen operativ entfernt. Bei 4 Patienten wurde er belassen, oder es handelte sich um Zufallsbefunde bei der Sektion.

Katheterembolien in der vena cava superior (Tab. 12). BARRY [15], BLAIR [21], LAMPRECHT [125], MASSOUMIE [140], TRUSLER [199] und TULGAN [200] beschreiben 6 Fälle mit Katheterembolie in die vena cava superior. Bei einem der Patienten wurde der Katheter aus der oberen Hohlvene durch Thorakotomie extrahiert. MASSOUMIE gelang die Entfernung des Fremdkörpers mit einem urologischen Steinfänger von einer peripheren Vene aus. Beide Patienten überlebten. Von den 4 Patienten, bei denen der Fremdkörper

Tabelle 11. *Periphere Katheterembolien*

Autor	Jahr	Art des Fremdkörpers	Diagnose	Alter	Eintritt	Hergang	Verlauf
ODMAN	59	„Katheter“	—	—	Armvene	—	operat. Entfernung
EDWARD	63	„Katheter“	Cholecystektomie	78	vena saphena	d. Nadel abgeschnitten	operat. Entfernung
		„Katheter“	Asthma bronchiale	38	Armvene	d. Nadel abgeschnitten	operat. Entfernung
TAYLOR	63	Plastikkatheter	—	—	Armvene	d. Nadel abgeschnitten	operat. Entfernung am Arm
		Plastikkatheter	—	—	Armvene	d. Nadel abgeschnitten	operat. Entfernung am Arm
		Plastikkatheter	—	—	Armvene	d. Nadel abgeschnitten	operat. Entfernung am Arm
UDWANDIA	63	Polyäthylen-Katheter	Verbrennung	3	Vorderarm	d. Nadel abgeschnitten	operat. Entfernung aus prox. Armvene
MALINAK	65	Polivinyl-Katheter	—	—	vena subclavia	—	Ende paravasculär, operat. Entfernung
BORGESKOV	66	„Katheter“	Herzfehler	12	Armvene	Kath. abgebrochen	operat. Entfernung
COBLENTZ	66	„Katheter“	Extremitätenverletzung	6	Armvene	während Einlegen abgebrochen	operat. Entfernung aus vena cephalica
		„Katheter“	Schußverletzung abdominal	70	Armvene	—	operat. Entfernung
FUNKE	66	Polyäthylen-Katheter	Appendicitis	6	Handrücken	d. Nadel abgeschnitten	operat. Entfernung aus prox. Armvene
DOERING	67	„Katheter“	Append. perf.	74	vena cubitalis	unruhiger Patient	operat. Entfernung aus vena brachialis
		„Katheter“	—	—	antecubit. V.	—	operat. Entfernung aus vena axillaris

		„Katheter“	—	—	antecubit. V.	—	operat. Entfernung aus vena axillaris
		„Katheter“	—	—	antecubit. V.	—	operat. Entfernung aus vena axillaris
		„Katheter“	—	—	antecubit. V.	—	Pat. asymptomatisch, aus Studie verloren
		„Katheter“	—	—	antecubit. V.	—	operat. Entfernung aus vena axillaris
		„Katheter“	—	—	antecubit. V.	—	Pat. asymptomatisch, aus Studie verloren
		„Katheter“	—	—	antecubit. V.	—	operat. Entfernung aus vena axillaris
		„Katheter“	—	—	antecubit. V.	—	Katheter nicht gefunden. Gestorben an Pneumonie. Autopsie?
		„Katheter“	—	—	antecubit. V.	—	operat. Entfernung aus vena basilica
		„Katheter“	—	—	antecubit. V.	—	operat. Entfernung aus vena subclavia
		„Katheter“	—	—	antecubit. V.	—	operat. Entfernung aus vena axillaris
SCHOLZ	69	Polyvinyl-Katheter	—	—	vena subclavia	—	paravasculär hinter M. sternocleidomastoideus. Zufallsbefund bei Sectio.
BURRI	70	Intracath	Cholecystitis	72	vena basilica	d. Nadel abgeschnitten	operat. Entfernung aus vena brachialis
		Intracath	Verkehrsunfall	36	vena basilica	d. Nadel abgeschnitten	operat. Entfernung aus vena brachialis
		Intracath	Femoralisthrombose	60	vena cubitalis	d. Nadel abgeschnitten	operat. Entfernung aus vena cephalica
		Intracath	Bronchus-Ca	50	vena cubitalis	beim Umlagern d. Nadel abgeschnitten	operat. Entfernung aus vena cephalica

Tabelle 12. *Katheterembolien in die vena cava superior*

Autor	Jahr	Art des Fremdkörpers	Diagnose	Alter	Eintritt	Hergang	Verlauf
Trusler	58	Polyäthylen-katheter	Append. perf.	10	li. Cubita	Pat. unruhig, ganzer Katheter eingeschwemmt	Thorakotomie, Entfernung K.-ende aus cava cuperior. *Erholung.*
Barry	62	Polyäthylen-katheter	Ulcus pyloricum	64	Arm	Kath. abgelöst, in Cava sup. u. Herz	*gestorben* an Wandnekrose (Infarkt), Kath. Thrombose
Tulgan	63	Polyäthylen-katheter	Urin-inkontinenz	86	Arm	Katheter von Adapter gelöst	Kath. belassen, symptomlos. Pat. stirbt 8 Mo. später an Pneumonie. Kath. vena cava, re. Vorhof, (∅ Thrombose, ∅ Embolie).
Lamprecht	65	Polyäthylen-katheter	Unfall	74	li. Cubital-vene	7 Jahre früher abgebrochen	7 Jahre asymptomatisch, Kath. 40 cm, haftet an Cava, Tricuspipidalklappe, im Vorhof aufgerollt (Autopsiebefund).
Massoumie	67	PVC-Katheter	Leber-cirrhose	60	Subclavia	Kath. durch Nadel abgeschert, in Cava sup. u. Herz	erfolgreiche Operation, Entfernung mit Steinfänger
Blair	70	„Katheter“	Verkehrs-unfall	17	Antecubital-vene	unbekannt	8 Tage symptomlos.

intravasal belassen wurde, verstarb einer an den Folgen der Katheterembolie, 3 blieben symptomlos und zwar 8 Tage bis 7 Jahre nach dem Ereignis.

Katheterembolien in die vena cava inferior (Tab. 13). DOERING [57], KLÖTZER [116] und SCHARF [172] beobachteten je einen Patienten, bei dem das abgerissene periphere Katheterende in der vena cava inferior liegen blieb. 2 der Patienten verstarben relativ kurze Zeit nach dem Ereignis an ihrem Grundleiden, einer an massiver Cavathrombose mit Lungenembolie, bedingt durch die Katheterkomplikation. Bei diesen 3 Fällen wurde kein Versuch zur Extraktion des Fremdkörpers unternommen.

Tabelle 13. *Katheterembolien in die vena cava inferior*

Autor	Jahr	Art des Fremdkörpers	Diagnose	Alter	Eintritt
SCHARF	59	Polyäthylenkatheter	Bronchus-Carcinom	83	vena pudendalis
DOERING	67	„Katheter“	—	—	vena femoralis
KLÖTZER	69	„Katheter“	Contusio cerebri	58	vena femoralis

Tabelle 13. (Fortsetzung)

Autor	Hergang	Verlauf
SCHARF	Abbrechen durch Umbiegen	gestorben an Grundleiden. Autopsie: 8 cm langes K.-stück frei in Cava. inf.
DOERING	—	gestorben an Oesophagus-Carcinom
KLÖTZER	Abgerissen beim Zurückziehen	*gestorben* an Cavathrombose, (bedingt durch Katheter) mit Lungenembolie

Katheterembolien ins rechte Herz (Tab. 14). 18 Autoren beschrieben zusammen 23 Fälle mit Katheterembolie in den rechten Vorhof oder in den rechten Ventrikel. Die meisten dieser Komplikationen betreffen Katheter, die von einer Extremität aus eingelegt wurden, der Zugang über die vena subclavia ist nur einmal vertreten. Der Schweregrad einer derartigen Komplikation wird durch die große Zahl der durch sie bedingten Todesfälle belegt: Bei 11

Tabelle 14. *Katheterembolien ins rechte Herz*

Autor	Jahr	Art des Fremdkörpers	Diagnose	Alter	Eintritt	Hergang	Verlauf
Brown	56	Polyäthylenkatheter	Barbituratvergiftung	27	vena femoralis	motorische Unruhe, Kath. verschwunden	*Pat. gestorben* 8 Wochen später an Perf. re. Ventrikel, Cavathrombose, Pericarditis.
Ayers	57	Polyäthylenkatheter	Append. perf.	33	antecubit. V.	2 Wochen n. Einlegen verschwunden	*Pat. gestorben* 39 Tage später. Kath. im re. Herzen, akute bakt. Endocarditis, sept. Lungenabszess
Beaulieu	61	Polyäthylenkatheter	Phaeochromocytom	48	vena cubitalis	plötzlich verschwunden	14 Tage später Thorakotomie. Kath.-Entfernung aus re. Vorhof. Erholung.
Lillehei	65	Pudenz-Katheter	Hydrocephalus	8 Mte.	vena jugularis	Kath. gelöst	Entfernung 2 Monate später d. Thorakotomie in Hypothermie. Erholung.
Steiner	65	Polyäthylenkatheter	Verkehrsunfall	11	antecubit. V.	d. Nadelende abgeschnitten	Entfernung d. Thorakotomie in Hypothermie aus re. Vorhof. Erholung.
Borgeskov	66	„Katheter“	—	—	periphere Vene	—	Entfernung d. Thorakotomie, 14 Tage später *gestorben* an Lungenoedem.
Coblentz	66	„Katheter“	Ileus	71	Armvene	d. Nadel abgeschnitten	operat. Entfernung aus re. Ventrikel. Erholung.
Coblentz	66	„Katheter“	Dehydratation	47	Armvene	d. Nadel abgeschnitten	Thorakotomie, Entfernung aus re. Herz. Erholung.

HOLDER	66	Pudenz-katheter	Hydro-cephalus	4 Mte.	vena jugularis	abgelöst	Entfernung 12 Tage später d. Thorakotomie in Hypothermie aus re. Ventrikel. Erholung.
JOHNSON	66	„Katheter“	Leber-zirrhose	50	Armvene	d. Nadel abgeschnitten	14 Tage später *gestorben* an Perforation re. Herz.
NISSEN	66	Intracath	Peritonitis	35	Armvene	mit Nadelspitze abgeschnitten	*gestorben* 2 Monate später an Perf. Herzklappe, Aneurysma diss. rupt. A. pulmonalis (mycotisch).
NORTHCUTT	66	„Katheter“	Phaeo-chromo-cytom	61	Armvene	d. Nadel abgeschnitten	Katheter belassen, keine Folgen.
DOERING	67	Polyäthylen-katheter	Leber-zirrhose, Urosepsis	67	vena cephalica	unerkannt	*plötzlich gestorben* an Perf. re. Ventrikel: Hämoperikard 800 ml
		Polyäthylen-katheter	Lamin-ektomie	51	antecubit. Vene	Kath.gebrochen beim Umlagern	Thorakotomie, Entfernung aus re. Ventrikel. Erholung.
		„Katheter“	—	—	antecubit. Vene	—	Kath. im re. Vorhof. Pat. asymptomatisch, aus Studie verloren.
		„Katheter“	—	—	antecubit. Vene	—	Pat. gestorben ohne Zusammenhang mit Katheterembolie. Kath. im re. Herzen. – Autopsie?
		„Katheter“	—	—	antecubit. Vene	—	*Pat. gestorben* 1 Jahr später an Vorhofflimmern und Schock. Kath. im re. Vorhof
KUX	68	Polyäthylen-katheter	OS-Amputation	—	vena subclavia	beim Herausziehen abgerissen	Vorhof u. Herz, Ende in V. subclavia. 16 Tage später gestorben an LE von Beckenvenenthrombose

Tabelle 14 (Fortsetzung)

Autor	Jahr	Art des Fremdkörpers	Diagnose	Alter	Eintritt	Hergang	Verlauf
Wellmann	68	„Katheter"	Sepsis	62	Armvene	—	1 Jahr später *gestorben* an Pilzsepsis, Endocarditis
Helmer	69	Spitz-Holter	Myelomeningozele	7 Wo.	vena jugularis	vom Adapter gelöst	Thorakotomie, Entfernung des Katheters aus Vorhof u. Herzen Erholung
Gschnitzer	70	„Katheter"	Oesophagusvarizen bei Zirrhose	58	vena cubitalis	von Nadel abgelöst	40 Std später Thorakotomie in Normothermie. Kath. aus re. Vorhof. Erholung.
Trede	70	„Katheter"	Vorhofflimmern	54	—	Bei Druckmessung d. Nadelspitze abgeschnitten	Extraktion mit Zeiss'scher Schlinge über vena jugularis externa. Erholung.
Turner	54	Polyäthylenkatheter	Barbituratvergiftung	27	vena femoralis	motorische Unruhe, Kath. verschwunden	*Pat. gestorben* 8 Wochen später an Perf. re. Ventrikel. Cavathrombose. Pericarditis.

Patienten wurde der Katheter entfernt, 10mal durch Thorakotomie und einmal durch Extraktion mit einer Zeisschlinge (Trede [198]). Einer dieser 11 Patienten verstarb 14 Tage nach der Thorakotomie an Herzinsuffizienz mit Lungenoedem. In 12 Fällen wurde der intravasale und intracardiale Fremdkörper belassen, sein Verbleiben im Herzen verursachte in 10 Fällen den Tod des Patienten, 2 blieben in der relativ kurzen Beobachtungsphase asymptomatisch. Es scheint uns wichtig, darauf hinzuweisen, daß bei belassenem Katheter auch nach Monaten und Jahren der Tod als Folge der Katheterembolie eintreten kann. Diese Behauptung wird belegt durch die Beobachtung von Nissen [148] und Wellmann [209] deren Patienten 2 bzw. 12 Monate nach dem Ereignis an einem katheterbedingten Aneurysma bzw. an einer Pilzsepsis mit Endocarditis verstarben. Zur sicheren Feststellung, daß ein Katheter symptomlos belassen werden konnte, ist unseres Erachtens eine Beobachtungszeit von über einem Jahr erforderlich. Kaum einer der erwähnten Autoren jedoch vermag diese Beobachtungszeit anzugeben. Das Schicksal der Patienten mit einem belassenen embolisch verschleppten Katheter bleibt demnach unbestimmt.

Katheterembolien in die arteria pulmonalis (Tab. 15). 14 Autoren erwähnen 18 Patienten mit Einschwemmung des Katheters in die arteria pulmonalis. Bei 10 dieser Patienten wurde die Entfernung des Fremdkörpers durch Thorakotomie vorgenommen, einer davon verstarb mehrere Monate nach dem Eingriff an einer septischen Embolie, ausgehend von der endocarditisch veränderten Tricuspidalklappe. Es handelt sich dabei um einen 4jährigen Knaben, dem ein Pudenzventil eingelegt worden war, das die Ursache der Kunststoffembolie darstellte. Der Fremdkörper wurde aus der arteria pulmonalis entfernt, thrombotische Massen konnten keine nachgewiesen werden. Mehr als 6 Monate später wurde der Knabe wegen einer Pseudarthrose der Sternotomiestelle erneut operiert. Kurz nach dem Eingriff kam es zu einem Herzstillstand infolge massiver Lungenembolie, an dem der kleine Patient verstarb. Bei der Autopsie wurde eine septische Lungenembolie nachgewiesen, die von infizierten thrombotischen Auflagerungen an der Tricuspidalklappe stammte. Es handelt sich bei diesem Todesfall somit nicht um eine Folge der Thorakotomie zur Entfernung des intravasalen Fremdkörpers, sondern um eine solche, die in direktem Zusammenhang mit dem ursprünglich verschleppten Katheter selbst steht. Bei einem anderen Patienten trat eine Katheterembolie von der Subclavia her auf, der verschleppte Katheter konnte in der linken arteria pulmonalis nachgewiesen werden. Infolge schlechten Allgemeinzustandes und infektiöser Komponente (abdominale Fistel) wurde auf eine Thorakotomie verzichtet. Der Patient, bei dem sich die abdominale Fistel verschlossen hat, lebt bis heute, 6 Monate nach dem Ereignis, symptomlos. Der operative Eingriff wurde jedoch wegen des weiterhin bestehenden kritischen cardialen Zustandes des Patienten vom Herzchirurgen abgelehnt.

Tabelle 15. *Katheterembolien in die arteria pulmonalis*

Autor	Jahr	Art des Fremdkörpers	Diagnose	Alter	Eintritt	Hergang	Verlauf
Scebat	57	Herz-katheter	diagn. Eingriff	—	—	Katheter abgebrochen	1 Jahr symptomlos
Knutson	59	Polyäthylen-Katheter	Colon-Carcinom	81	vena femoralis	an Nadel abgebrochen	8 Tage später an Lungenembolie *gestorben*. Katheter im Hauptast A. pulmonalis re. mit Thrombose und Verschluß der Arterie
Irmer	64	Polyäthylen-Katheter	n. gynäkolog. Operation	45	vena cubitalis	—	Operat. an V. axillaris erfolglos. Thorakotomie in Hypothermie. Kathet. aus A. pulmonalis + Thrombusentfernung. Erholung.
Lamprecht	65	„Katheter“	—	—	—	—	operat. Entfernung aus A. pulmonalis
Lillehei	65	Pudenz-katheter	Arnold-Chiari	41	vena jugularis externa	abgelöst	3 Monate später in Hypothermie aus A. pulmonalis entfernt. Erholung.
Borgeskov	66	„Katheter“	Hydrocephalus	2	vena jugularis externa	Katheter abgebrochen	Thorakotomie, Entfernung eines 17 cm langen Stückes aus A. pulmonalis. Erholung.
		„Katheter“	Haemophilie	13	vena cubitalis	d. Nadel abgeschnitten	wegen Haemophilie kein op. Eingriff. 3 Jahre symptomfrei.
Coblentz	66	„Katheter“	Herzinsuffizienz	80	—	—	*gestorben* in Zusammenhang mit Katheterembolie
		„Katheter“	Herniotomie	58	Armvene		3 Monate später symptomfrei, bei
		„Katheter“	Alkohol. Coma	66	Armvene	d. Nadel abgeschnitten	Klinikaustritt asymptomatisch

Tabelle 15 (Fortsetzung)

Autor	Jahr	Art des Fremdkörpers	Diagnose	Alter	Eintritt	Hergang	Verlauf
Mariano	66	„Katheter“	—	55	vena cubitalis	d. Nadel abgeschnitten	7 Tage operat. Entfernung + Thrombektomie. Erholung.
Doering	67	„Katheter“	Barbiturvergiftung	23	antecubit. V.	an Nadel abgebrochen	48 Std später Thorakotomie. Entfernung Kath. durch Stichincision aus Pulmonalarterie.
		„Katheter“	—	—	antecubit. V.	—	Operat. Entfernung aus li. Pulmonalarterie.
		„Katheter“	—	—	antecubit. V.	—	re. Pulmonalarterie, belassen. Pat. nach 1 Jahr symptomlos.
Blair	70	PVC-Katheter	Unfall	17	antecubit. V.	—	operat. Entfernung aus A. pulmonalis
Burri/ Bechtold	70	PVC-Katheter	Magenresektion	65	vena subclavia	d. Nadel abgeschnitten	In A. pulmonalis belassen, symptomlos seit 6 Monaten
Burri/ Graedel	70	„Pudenz-Katheder“	Hydrocephalus internus	4	—	Katheter abgebrochen	Thorakotomie, Entfernung aus Pulmonalis, Erholung. 6 Monate später Exitus.
Trede	70	„Katheter“	Schlafmittelvergiftung	—	—	d. Nadel abgeschnitten	Thorakotomie, Entfernung, Erholung.

Tabelle 16. *Katheterembolien mit unbekannter Lokalisation des Fremdkörpers*

Autor	Jahr	Art des Fremdkörpers	Diagnose	Alter	Eintritt	Hergang	Verlauf
Moncrief	58	Polyäthylen-katheter	Verbren-nung	24	re. vena femoralis	d. Nadelende abgebrochen	76 Tage später *gestorben* (sept. Thrombophlebitis).
		Polyäthylen-katheter	Verbren-nung	23	re. vena femoralis	b. Verbandwech-sel abgeknickt	71 Tage später *gestorben* (sept. Thrombophlebitis).
		Polyäthylen-katheter	Verbren-nung	18	re. vena femoralis	d. Nadelende abgeschnitten	Katheter belassen, Pat. asympto-matisch.
Bennet	63	Polyäthylen-katheter	Diverticu-litis	47	vena cephalica	b. Zurückziehen d. Nadelende abgeschnitten	Röntgen O'-Arm u. Thorax ∅. Pat. lebt beschwerdefrei.
Edward	63	„Katheter"	Becken-operat.	42	vena cubi-talis	d. Nadelende abgeschnitten	Op. nicht aufgefunden. Sym-ptomfrei nach wenigen Tagen
Taylor	63	Polyäthylen-katheter	Delirium trem.	45	vena cubi-talis	d. Nadelende abgeschnitten	symptomfrei 1 Monat nach Er-eignis
Doering	67	„Katheter"	Diabetes	19	re. vena femoralis	beim Entfernen Spitze abgebrochen	Rö. neg, Exploration neg, 3 Mo. kontrolliert, asymptomatisch
		„Katheter"	—	—	re. vena saphena	—	unbekannt, asymptomatisch
Eisterer	68	„Katheter"	—	—	vena sub-clavia	—	14 Tage nach Ereignis asympto-matisch

Embolieort unbekannt (Tab. 16). Bei 9 Patienten ist es entsprechend den Angaben aus dem Schrifttum nicht gelungen, den eingeschwemmten Katheterfremdkörper zu lokalisieren. 2 Kranke starben an den Folgen der Katheterembolie infolge septischer Thrombose und Embolie. Die übrigen 7 blieben während der Beobachtungszeit von 14 Tagen bis 3 Monaten symptomlos. Auch hier muß wieder auf die ungenügend lange Beobachtungszeit zur sicheren Beurteilung des Schicksals des Patienten hingewiesen werden, da die beiden verstorbenen Patienten erst 71 bzw. 76 Tage nach dem Ereignis ad exitum kamen.

Wir konnten in der Literatur insgesamt 88 Katheterembolien auffinden: Dabei wurden die Fremdkörper bei 49 Patienten entfernt. 2 davon verstarben, einer 14 Tage nach dem Eingriff an Herzinsuffizienz, der andere mehr als 6 Monate später an den Folgen einer septischen Lungenembolie. Beide Todesfälle können demnach nicht auf den operativen Eingriff direkt zugeführt werden. Von den 39 belassenen embolisierten Kathetern verursachten 14 oder annährend 40% den Tod des Patienten.

Die beschriebenen Tatsachen lassen die Schlußfolgerung zu, daß bei jedem Patienten, der einen entsprechenden Eingriff überstehen kann, ein eingeschwemmter Katheter operativ zu entfernen ist. Das Vorgehen von MASSOUMIE [140] und TREDE [198] mit einem Steinfänger erscheint faszinierend und sollte unseres Erachtens bei Katheterembolien in die Cava und ins rechte Herz versucht werden.

8. Außergewöhnliche Komplikationen beim Cava-Katheter. Eine äußerst seltene Folge der Subclaviapunktion, deren Möglichkeit zu kennen jedoch unbedingt erforderlich ist, ist die Verletzung des Plexus brachialis. Wir fanden im Schrifttum 4 solcher Fälle beschrieben, in 2 davon kam es zur Restitutio, in den beiden anderen blieb eine definitive Schädigung bestehen.

YAROM [218] machte 1964 die Aussage, daß Tracheaverletzungen anläßlich der Subclaviapunktion beim Kleinkind relativ häufig aufttreten würden. KÖSTERS [119] beschreibt die Perforation eines Strumafollikels beim gleichen Zugang.

Über die wohl ungewöhnlichste Komplikation bei Verwendung eines Cava-Katheters berichtet GOYANES [86]: Bei einem Patienten mit einer großen Weichteiloperation am Schultergürtel verwechselte die Schwester den Cava-Katheter mit dem Polyvinschlauch der Redondrainage. Die Bluttransfusion floß demnach in die frische Operationswunde, während sich die Redonflasche mit Blut aus der Vene des Patienten füllte. In der Folge verschlechterte sich der Zustand des Patienten, der Irrtum wurde jedoch früh genug aufgedeckt, um einen fatalen Ausgang zu verhindern.

Wir haben versucht, mit einem Überblick über das Schrifttum, die Häufigkeit der Komplikationen beim Cava-Katheter aufzuzeigen. Wir haben auch gleichzeitig unsere Bedenken über die Zuverlässigkeit der erbrachten Zahlen angemeldet, da der Schweregrad der einzelnen Folgezustände von den verschiedenen Autoren unterschiedlich beurteilt wird. Die Ergebnisse aus der Literatur ließen uns jedoch gewisse Vorsichtsmaßnahmen bei der Punktion und bei der Pflege des Katheters ergreifen, deren Nützlichkeit in einer prospektiven Studie erfaßt werden sollte. Im zweiten Teil der vorliegenden Arbeit soll deshalb über die Ergebnisse dieser prospektiven Studie an 3241 Cava-Katheterfällen berichtet werden.

III. Eigene prospektive Katheterstudie

III. 1. Vorgehen

Anfangs 1969 wurde anläßlich einer Zusammenkunft der in der Einleitung erwähnten Mitarbeiter verschiedener Institute und Kliniken beschlossen, im deutschsprachigen Raum eine gemeinsame Studie zum Problem des Cava-Katheters durchzuführen. Dazu haben wir ein Codeblatt entworfen, das mit 76 Feldern über Krankengut, vorbestehende Leiden, Kathetermaterial, Zugänge, Katheterpflege und Komplikationen verschiedene Korrelationen auswertbar machen sollte. Dieses Codeblatt ist auf den Abbildungen 3, 4, 5 und 6 wiedergegeben. Gleichzeitig wurden gemeinsame Vorschläge für Vorgehen und Auswertung ausgearbeitet. In bezug auf das Kathetermaterial faßte man den Entschluß, sich auf Polyvinyl-Chlorid zu beschränken und nur in Ausnahmefällen ein anderes Material zu verwenden. Das Einlegen des Katheters sollte, wenn möglich, durch Punktion oder aber durch eine vorschriftsgemäß ausgeführte Venenfreilegung erfolgen. Zum Einlegen des Katheters wurde eine sorgfältige Hautdesinfektion mit Jodersatz, das sterile Abdecken der Punktionsstelle und das Tragen von Maske und sterilen Handschuhen empfohlen. Abweichendes Vorgehen wurde durch einen entsprechenden Eintrag erfaßt. Als Zugänge standen den verschiedenen Operateuren die *vena jugularis externa*, die *vena subclavia* und die *Basilica* zur Verfügung, andere Venen sollten nur in Notfällen benutzt werden. Zudem wurde dringend empfohlen, nach Einlegen des Katheters eine *radiologische Kontrolle* zur Bestimmung der Lage der Katheterspitze durchzuführen. Zur Katheterpflege standen im Prinzip 3 Möglichkeiten offen, nämlich: *Sterile Verbände ohne weitere Behandlung*, die *Verwendung eines Verband-Sprays* (Nobecutan) oder eines *Antibioticumsprays* (Polybactrin). Bei der Entfernung des Katheters unter sterilen Kautelen war die *bakteriologische Überprüfung* von Katheterspitze, Eintrittsstelle und der Katheterspülflüssigkeit vorgesehen.

Die Verschlüsselung der eingetretenen Komplikationen teilte sich auf in leichte und schwere Folgen beim Einlegen, subjektive Beschwerden, Beurteilung des entfernten Katheters, der Eintrittsstelle, thrombotischer und infektiöser Veränderungen im Bereiche der Kathetervene. Die bakteriologischen Untersuchungen wurden durch die in der Einleitung aufgeführten Institute, die Autopsien durch die entsprechenden pathologischen Anstalten durchgeführt. Es war vorgesehen, daß bei Patienten, die als

Vena-Cava-Katheterstudie

A. Patient

Name | Vorname | Geb.-Datum | Eintrittsdatum

Katheter eingelegt am | herausgenommen am | Austrittsdatum

Code 1 Klinik
1 Basel
2 Berlin
3 Erlangen
4 Giessen
5 Linz
6 Mainz
7 Nürnberg
8 Ulm
9 Wien
0 ....

Code 2–5 Fortlaufende Patientennummer der einzelnen Klinik

Code 6–7 Alter in Jahren

Code 8 Geschlecht
1 männlich
2 weiblich

Code 9 Anzahl vorangegangene Katheter

Code 10 Liegedauer
1 bis 24 h
2 1 bis 3 Tage
3 4 bis 7 Tage
4 1 bis 2 Wochen
5 2 bis 3 Wochen
6 4 bis 5 Wochen
7 5 bis 8 Wochen
8 mehr als 3 Monate

[1] [2][3][4][5] [6][7] [8] [9] [10]

B. Diagnosen

Code 11 Hauptdiagnose
1 Blut (Lnn/Milz/Knochenmark)
2 Herz/Kreislauf
3 Atemwege
4 Neurol. Leiden
5 Oesophagus/Magen/Darm
6 Endokrinium
7 Urogenitalsystem/Gynaekol.
8 Bewegungsapparat/Haut
9 Leber/Gallenwege/Pankreas
0 Anderes ....

Code 12 Aetiologie bei der Hauptdiagnose
1 Trauma
2 Tumor
3 Deg. Leiden
4 Missbildung
5 Spez. Infekt.
6 Unspez. Infekt.
7 Durchblutungsstörung
8 Verbrennung/Verätzung/Strahlen
9 Anderes ....
0 Unbekannt

[11] [12]

Code 13 Nebendiagnose 1

Code 14 Nebendiagnose 2
Schlüssel siehe Code 11

Hauptdiagnose ....
1. Nebendiagnose ....
2. Nebendiagnose ....

[13] [14]

Code 15 Allgemeinzustand Patient
1 gut
2 reduziert
3 schlecht

Code 16 Herzinsuffizienz
1 keine
2 links
3 rechts
4 global

[15] [16]

Code 17 Thrombosen
1 keine bekannt
2 nur anamnestisch
3 manifeste Bein/Becken
4 manifeste generalisiert
5 manifeste ....

Code 18 Gerinnung
1 keine Störungen
2 Hyperkoagulabilität
3 Hypokoagulabilität

[17] [18]

Code 19 Diabetes/Uraemie
1 nicht bekannt
2 Diabetes
3 Uraemie
4 Diabetes + Uraemie

Code 20 Tracheotomie
1 keine
2 Tracheotomie
3 Intubation (länger als 12 Std.)

[19] [20]

Code 21 Schock beim Einlegen des ZVK
1 keiner
2 hypovolämisch
3 infektiös
4 cardiogen
5 anaphylaktisch

Code 22 Schock bei liegendem ZVK
1 keiner
2 hypovolämisch
3 infektiös
4 cardiogen
5 anaphylaktisch

[21] [22]

Abb. 3, 4, 5, 6. Das vierseitige Code-Blatt, das bei dieser Studie zur Anwendung kam

23	24

Code 23 Vorbestehende Sepsis

1 nein
2 klinisch ja
3 bakteriologisch nachgewiesen

Code 24 Hautzustand in Nähe ZVK

1 unauffällig
2 Haut infektiös
3 Verbrennung/Verätzung
4 sept. Drainage

ad B. Diagnosen

Die entsprechenden Codenummern sind bei Entfernung des Katheters, bei Todesfällen nach der Autopsie, zu überprüfen, zu *ergänzen* oder zu *korrigieren!*

C. Operationen

25	26	27

Code 25 1. Operation
Code 26 2. Operation.
Code 27 3. Operation

1 kleiner Eingriff Abdomen
2 grosser Eingriff Abdomen
3 Thorax (inkl. Struma/Oesoph.)
4 Herz/Gefässe
5 Extremitäten
6 Neurochirurgie
7 Urologie/Gynaekologie
8 Anderes ....
9 Reoperation
0 kein Eingriff

D. Katheter-Applikation

ad D. Katheterapplikation

Code 30: Venae sectio in LA oder Narkose: nach Vorschrift heisst:

a) Operateur steril angezogen
b) Haut entfettet und desinfiziert
c) Operationsstelle steril abgedeckt
d) Schnittlänge weniger als 3 cm
e) Dauer des Eingriffs weniger als 15 Minuten

erweiterte Venae sectio nach Vorschrift heisst:

a) bis c) siehe oben
d) Schnittlänge mehr als 3 cm
e) Dauer des Eingriffs mehr als 15 Minuten

28	29

Code 28 Einlegesituation

1 Notfall
2 Wahl

Code 29 Modell

1 Intracath kurz
2 Intracath lang mit Mandrin
3 Intracath lang ohne Mandrin
4 anderes PVC-Modell
5 Anderes ....

30	31

Code 30 Einlegemodus

1 percutan
2 Venae sectio nach Vorschrift
3 erweiterte V. s. nach Vorschrift
4 andere Venae sectio

Code 31 Anaesthesie

1 ohne LA
2 mit LA
3 in Narkose

32	33

Code 32 Raum

eingelegt in
1 Operationssaal
2 Patientenzimmer
3 Notfallstation
4 Verbandzimmer
5 Anderes ....

Code 33 Sterilität

1 nach Vorschrift
2 ohne Abdecken
3 ohne Maske + Handschuhe
4 2 + 3
5 1 + sterile Kleider
6 Anderes ....

34	35

Code 34 Zustand Einlegeort

1 unauffällig
2 Thrombosen vorbestehend
3 Phlebitis vorbestehend
4 Gegend traumatisiert
5 Oedem
6 Anderes ....

Code 35 Zustand Vene

1 unauffällig
2 vorher zentraler Katheter
3 vorher periph. Katheter
4 vorher Infusion durch Nadel
5 Anderes ....

36

Code 36 Einlegender Arzt

1 geübt
2 ungeübt

37	38	39	40

Code 37 Zugang

1 V. iug. ext. re
2 V. iug. ext. li
3 V. subclavia re
4 V. subclavia li
5 V. basilica re
6 V. basilica li
7 Anderes ....

Code 38 1. Erfolglose Punktion
Code 39 2. Erfolglose Punktion
Code 40 3. Erfolglose Punktion
Schlüssel siehe *Code 37*

41

Code 41 Zahl erfolglose Punktionen

1 ein Versuch
2 zwei Versuche
usw.
0 keine erfolglosen Punktionen

Abb. 4.

Code 42 ZVD

1 mehr als 1 cm Atemausschlag
2 weniger als 1 cm Atemausschlag
3 kein Ausschlag
4 nicht gemessen

Code 44 Lagekorrektur

1 nicht nötig
2 nicht gelungen (K. belassen)
3 gelungen
4 nicht gelungen (K. entfernt)
5 nicht durchgeführt

Code 45 Leichte Komplik. beim Einlegen

1 keine
2 Mühe beim Vorschieben
3 Kath. stecken geblieben
4 venöse Blutung
5 2 + 3
6 2 + 4
7 3 + 4

Code 43 Lage der Kath.-Spitze (Rö-Kontrolle)

1 Lage korrekt (im klappenlosen oberen Hohlvenensystem)
2 im re Vorhof/Ventrikel
3 V. iug. *int.* re
4 V. iug. *int.* li
5 V. subclavia/axillaris re
6 V. subclavia/axillaris li
7 in kleiner Halsvene
8 Knäuel im zuführenden Gefäss
9 Anderes ....
0 keine Rö-Kontrolle

Code 46 Schwere Komplik. beim Einlegen

1 keine
2 Pneumothorax
3 Haematothorax
4 art. Blutung
5 Luftembolie
6 Anderes ....
7 2 + 3
8 3 + 4
9 2 + 3 + 4

42	43

44

45	46

E. Katheter «In Situ»

Code 47 Pflege

1 einmaliger Verband ohne Spray
2 mehrmaliger Verband ohne Spray
3 täglicher Verbandwechsel
4 einmaliger Verband mit Nobecutan
5 mehrmaliger Verband mit Nobecutan
6 täglicher Verbandwechsel
7 einmaliger Verband mit AB-Spray
8 mehrmaliger Verband mit AB-Spray
9 täglicher Verbandwechsel mit AB-Spray
0 Anderes ....

Code 48 Spülung

1 keine Katheterspülung
2 tägl. 1mal Katheterspülung
3 Spülung nur nach Blutentnahmen
4 täglich mehrmals Spülung

Code 50 Antikoagulation

1 keine
2 ganze Zeit
3 zeitweise
4 nur zu Beginn
5 Anderes ....

Code 49 Antibiotica

1 keine AB
2 ganze Liegedauer systematisch
3 zeitweise systematisch
4 anfangs systematisch
5 Anderes ....

Code 51 «Basler Schema AK-Proph.»

1 kein Schema
2 Schema A (Marcoumar)
3 Schema B (Heparin/Tanderil)
4 Schema C (Macrodex)
5 Schema D (B + C)

Code 52 Infusionen

1 nur normotone Lösungen
2 1 + Blutentnahme
3 1 + Blut- und Plasmazufuhr
4 1 + hypertone Lösungen
5 2 + 3
6 2 + 4
7 3 + 4
8 2 + 3 + 4
9 Anderes ....

47	48	49	50	51	52

ad E. Katheter «In situ»

Code 51: «Basler Schema»: betrifft die an der Baslerklinik übliche und bei allen Patienten angewandte allgemeine Thromboseprophylaxe.

F. Katheter-Entfernung

Code 53 Zeitpunkt

1 rechtzeitig
2 vorzeitig wegen Kompl.
3 vorzeitig durch Patient
4 vorzeitig durch Pflegepersonal
5 Tod des Patienten

Code 54 Subjektive Beschwerden

1 keine
2 Pat. gibt keine Auskunft
3 Schmerzen an der Eintrittsstelle
4 Schmerzen entlang Kath. Vene
5 Schmerzen Kath. Spitze
6 Cardiale Sensationen
7 Kombination 3–6

Code 55 Subjektive Beschwerden

1 Bewegungsbehinderung
2 Anderes ....
....

Code 56 Neuer Katheter

1 kein neuer Katheter nötig
2 neuer Katheter, anderer Ort
3 neuer Katheter, am gleichen Ort
4 neue Applikation nicht gelungen

53	54	55	56

G. «Klinische» Beurteilung

Code 57 Zustand Katheter

1 durchgängig
2 teilweise durchgängig
3 verstopft
4 nicht beurteilt

Code 58 Zustand Eintrittsst.

1 reizlos
2 Hautreizung
3 Hämatom
4 Infekt
5 2 + 3
6 2 + 4
7 3 + 4
8 2 + 3 + 4
9 nicht beurteilt

57	58

Abb. 5.

Code 59 Thrombose

1 keine
2 oberflächliche
3 tiefe
4 Cavathrombose
5 2 + 3 6 2 + 3 + 4
7 eitrige Thromb.
8 nicht beurteilt
9 Anderes

Code 60 Infekt Vene

1 kein Infekt
2 oberflächl. Vene
3 tiefe Vene
4 V. cava-Infekt
5 2 + 3
6 2 + 3 + 4
7 Sepsis durch Katheter
8 nicht beurteilt
9 Anderes

59	60

H. Bakteriologie

Code 61 Abstrich Spitze

1 kein Wachstum
2 Abstrich pos.
0 nicht durchgeführt

Code 62 Eintrittsstelle

1 kein Wachstum
2 gleich wie Spitze
3 anders als Spitze
....
0 nicht gemacht

Code 63 Spülung

1 kein Wachstum
2 gleich wie Spitze
3 anders als Spitze
....
0 nicht gemacht

Code 64 Urininfekt

1 kein Wachstum
2 gleich wie Spitze
3 anders als Spitze
4 klin. Infekt, keine Bakteriologie
5 klin. kein Infekt, keine Bakteriologie

Code 65 Luftweginfekt

siehe Code 64

Code 66 Sepsis

siehe Code 64

Code 67 Keim Spitze

1 Staph. aureus
2 Staph. albus
3 Streptokken
4 Coli
5 Pseudomonas
6 Proteus
7 Pilze
8 Anderes ...
9 Mischflora
0 kein Wachstum

61	62	63	64	65	66	67

ad H. Bakteriologie

Wenn möglich sind 3 Abstriche zu machen und davon Kulturen anzulegen:
Code 61: Haut an der Kathetereintrittsstelle vor Entfernung des Katheters
Code 62: Spülung des Katheters mit 2 ccm physiol. Kochsalzlösung
Code 63: Katheterspitze 5 cm lang in physiol. Kochsalzlösung

I. Autopsie

Code 68 Allgemeines

1 Autopsie, Katheter in situ
2 Autopsie, Katheter gerade entfernt
3 Autopsie, Katheter schon längere Zeit entfernt
4 keine Autopsie

Code 69 Lage K. Spitze

1 Zentralvenensystem
2 Anderes ...
....
3 nicht beurteilbar

Code 70 Verletzungen

1 keine
2 Gefässperf.
3 Anderes, wenn ja siehe Code 71

Code 71 Verletzungen

1 Pneumothorax
2 Haematothorax
3 Herzverletzung
4 Mediastinalverletzung
5 Anderes
....
....

Code 72 Thrombosen in Kath. Vene

1 keine
2 in oberfläch. K. Vene
3 in tiefer Kath. Vene
4 irrelevante Cavathrombose
5 relevante Cavathrombose
6 2 + 3
7 2 + 3 + 4
8 2 + 3 + 5
9 Anderes ...
0 nicht beurteilt

Code 73 Infektion Kath.

1 keine
2 nur Eintrittsstelle
3 entlang oberflächl. Vene
4 2 + 3
5 tiefe Vene
6 2 + 3 + 5
7 Anderes ...
8 sept. Thrombose
9 sept. Embolie
0 Sepsis

Code 74 Infekte

1 keine
2 Haut
3 Luftwege
4 Harnwege
5 3 + 4
6 andere Kombination
....
....

Code 75 Infekte

1 keine Abszesse
2 Abszess Thorax
3 Abszess Weichteile
4 Abszess Abdomen
5 Abszess ZNS
6 Abszess multipel
7 Anderes ...
....

Code 76 Beurteilung d. Pathologen

1 ZVK für Tod irrelevant
2 ZVK am Tod mitbeteiligt
3 ZVK am Tod wesentl. mitbeteiligt
4 ZVK ausschliesslich für Tod verantwortlich

68	69	70	71	72	73	74	75	76

Datum ...

Verantwortlich für Einlegen des Katheters

Unterschrift ...

Datum ...

Verantwortlich für Überwachung des Katheters

Unterschrift ...

Abb. 6.

Träger eines Cava-Katheters ad exitum kamen, der Fremdkörper bei der Autopsie in situ belassen und die intravasalen Verhältnisse überprüft würden.

Die Auswertung der Studie erfolgte auf dem Computer (IBM 360/40 DOS) der Zentralstelle für elektronische Datenverarbeitung des Kantons Basel-Stadt.[1]

Die Daten der Codeblätter wurden zunächst in Lochkarten abgelocht und anschließend unter Prüfung auf formale und logische Fehler auf Magnetplatte gespeichert. In dieser Form konnte der Datensatz als Ausgangspunkt für die verschiedenen Auswertungen dienen:

1. Eine Liste der Fälle mit besonderen Vorkommnissen (z. B. schwere Komplikationen beim Einlegen).
2. Eine graphische Darstellung der Altersverteilung des Patientengutes.
3. Eine nach Kliniken geordnete Übersicht über das gesamte Datenmaterial in absoluten und relativen Zahlen.
4. Beliebige Korrelationen zwei- oder wahlweise dreidimensional.

III. 2. Krankengut

Die Gesamtzahl der verfolgten Katheterfälle beträgt 3241, ihre Aufteilung auf die verschiedenen Kliniken und Institute ist auf Tabelle 17 festgehalten. Aus dieser Zusammenstellung, in der die verschiedenen Arbeitsgruppen mit Buchstaben bezeichnet werden, erkennt man, daß die niedrigste uns zur Auswertung zugewiesene Anzahl Codeblätter 100, die höchste 803 beträgt.

Tabelle 17. *Anzahl verfolgter Katheterfälle pro Klinik*

Klinik	*N*
A	152
B	803
C	348
D	513
E	430
F	239
G	100
H	349
I	307
Insgesamt	3241

[1] Herrn A. Fluhbacher, dem Leiter der Zentralstelle und seinen Mitarbeitern möchten wir an dieser Stelle für ihre wertvolle Mitarbeit bestens bedanken.

Die *Altersverteilung* des verwerteten Krankengutes ist auf Abbildung 7 elektronisch aufgezeichnet. Die Verteilungskurve steigt ab dem 10. Altersjahre kontinuierlich an, die Spitze liegt zwischen 60 und 70 Jahren. Daneben finden sich 124 Kinder unter 10 Jahren und 122 Patienten über 80 Jahre in der Auswertung. Von den 3241 verfolgten Fällen sind 1897 oder 58,5% Männer, 1343 oder 41,5% Frauen.

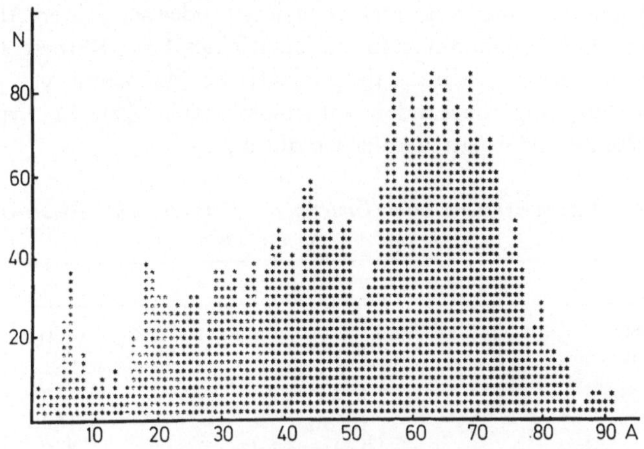

Abb. 7. Elektronische Darstellung der Altersverteilung

Die Aufteilung nach *Hauptdiagnosen* ergibt ein Überwiegen von *Affektionen des Verdauungstraktes* mit 1076 Fällen oder 33,2% des erfaßten Krankengutes. Es folgen Herz/Kreislaufaffektionen, neurologische und neurochirurgische Fälle und Krankheiten von Leber, Galle und Pankreas (Tab. 18). Bei den Aetiologien des Krankheitsgeschehens stehen *Tumoren*

Tabelle 18. *Krankheiten und Aetiologie (Hauptleiden)*

Leiden	*N*	%	Aetiologie	*N*	%
Blut, Lnn, Milz, Knochenmark	46	1,4	Trauma	601	18,5
Herz–Kreislauf	565	17,4	Tumor	851	26,3
Atemwege	140	4,3	deg. Leiden	296	9,1
Nervensystem	405	12,5	Mißbildung	190	5,9
Oesophagus/Magen/Darm	1076	33,2	spez. Infekt	59	1,8
Endokrinium	53	1,6	unspez. Infekt	292	9,0
Urogenitalsystem	201	6,2	Durchblutungsstörg.	191	5,9
Bewegungsapparat	220	6,8	Verbrennung	22	0,7
Leber/Galle/Pankreas	411	12,7	Anderes	485	15,0
Anderes	124	3,8	unbekannt	248	7,7

mit 26,3% im Vordergrund, gefolgt von traumatischen Einwirkungen mit 18,5%, degenerativen Leiden, Infektionen und Durchblutungsstörungen; 0,7% fallen auf Verbrennungen. Andere und unbekannte Aetiologien machen 22,7% aus (Tab. 18).

Der *Allgemeinzustand* der Patienten und *vorbestehende Leiden*, die für die Ergebnisse der Katheterstudie von Bedeutung sein konnten, sind auf Tabelle 19 zusammengefaßt: 66,5% oder rund $^2/_3$ unserer Patienten wiesen beim Einlegen des Katheters einen reduzierten oder schlechten Allgemeinzustand auf. Die Indikation zum Einlegen eines Cava-Katheters bei den übrigen Fällen erweist sich als prophylaktische Maßnahme vor größeren Eingriffen, zur längerdauernden Infusionstherapie, Zufuhr hyperosmotischer Lösungen oder parenteraler Ernährung.

Tabelle 19. *Allgemeinzustand beim Einlegen des Katheters und vorbestehende Leiden von Interesse für die Studie*

AZ/Leiden		*N*	%
AZ reduziert		1356	41,8
AZ schlecht		801	24,7
Herzinsuffizienz	links	167	5,2
	rechts	109	3,4
	biventrikulär	368	11,4
Thrombosen	manifest	187	5,7
	anamnestisch	96	3,0
Diabetes		246	7,6
Uraemie		106	3,3
Tracheotomie		386	11,9
Intubation	>24 Std	168	5,2
Schock beim Einlegen	hypolvolämisch	316	9,8
	infektiös	53	1,6
	cardiogen	53	1,6
vorbestehende Sepsis		102	3,1

An einer *Herzinsuffizienz* litten $^1/_5$ der Fälle, vorbestehende Thrombosen wiesen 8,7%, einen Diabetes 7,6% und eine Uraemie 3,3% auf (Tab. 19).

17,1% unserer Patienten waren entweder tracheotomiert oder mehr als 24 Std intubiert, bei 3,1% ließ sich eine vorbestehende Sepsis nachweisen. Beim Einlegen des Cava-Katheters befanden sich 13% der Fälle im Schockzustand, wobei der hypovolaemische Schock mit 9,8% im Vordergrund steht (Tab. 19).

Die Tabelle 20 gibt eine Übersicht über die operativen Eingriffe. Die überragende Mehrzahl unserer Patienten mußte sich einem *abdominalen Eingriff* unterwerfen (45,4%). Gefäß- oder Herzoperationen machen 13,1%

aus, die übrigen chirurgischen Eingriffe verteilen sich auf 3–5,6% der Fälle. Mehr als 10% unserer Patienten mußten sich 2 oder mehreren Operationen unterziehen, 17,7% beträgt die Beteiligung der nichtoperierten Patienten. Aus dieser Zusammenstellung läßt sich auch eine Aussage über die Zusammensetzung unseres Krankengutes ableiten: es handelt sich in über 80% um chirurgische Fälle, wobei in dieser Zahl Unfallverletzte mit Schädel- und Hirntraumata, die keines operativen Vorgehens bedurften, nicht berücksichtigt sind.

Tabelle 20. *Operationen*

Eingriff	*N*	%
kleiner Eingriff Abdomen	255	7,9
großer Eingriff Abdomen	1214	37,5
Struma/Thorax	119	3,7
Herz/Gefäße	425	13,1
Extremitäten	173	5,3
Neurochirurgisch	182	5,6
Urologisch/Gynäkologisch	125	3,9
Anderes	158	4,9
Reoperation	16	0,5
kein Eingriff	574	17,7
2 Operationen	302	9,3
3 Operationen	47	1,5

Über die Situation beim Einlegen des Katheters gibt Tabelle 21 Auskunft: bei 15,8% der Fälle wurde der Cava-Katheter notfallmäßig angewandt. Das Einbringen erfolgte bei 84,2% der Patienten im Operationssaal oder im Patientenzimmer. Der übrige Anteil verteilt sich auf Notfallstation, Verbandzimmer und andere Orte. Bei rund 10% bestanden an der Eintrittsstelle des Katheters Hautveränderungen wie Thrombosen, Entzündungen oder traumatisiertes Gewebe. Aufschlußreich erscheint uns die subjektive Beurteilung der jeweiligen „Operateure" in Bezug auf ihre Erfahrungen mit dem Cava-Katheter: rund 80% bezeichneten sich in Bezug auf die jeweilige Zugangsstelle als geübt, nur 20% als ungeübt.

Als weiterer wichtiger Punkt zur Beurteilung von möglicherweise auftretenden *Infektionen* und *Thrombosen* im Bereiche eines liegenden Cava-Katheters schien uns die Berücksichtigung von allgemein verabreichten *Antibiotica* und *Antikoagulantien.* Das Ergebnis dieses Punktes ist erstaunlich, standen doch nur 640 oder knapp 20% der erfaßten Patienten nicht unter antibiotischer Therapie. Bei den 80% unserer Fälle, die ein Antibioticum verabreicht erhielten, wurde diese Therapie zur Bekämpfung eines Allgemeininfektes vorgenommen; in keinem Fall erfolgte die Verabreichung eines Antibioticums zur Infektprophylaxe am Katheter.

Tabelle 21. *Einlegesituation*

Situation/Haut	*N*	%
Notfall	513	15,8
Wahl	2727	84,1
Haut in der Nähe der K'Eintrittsstelle:		
unauffällig	3188	98,4
Infekt	26	0,8
Verbrennung	7	0,2
keine Angaben	20	0,6
Haut an der Eintrittsstelle:		
unauffällig	2929	90,4
Thrombot. Veränderung	28	0,9
Phlebit. Veränderung	14	0,4
traumatisiert	220	6,8
andere Veränderungen	33	1,0
Ort:		
im Operationssaal	1282	39,6
Patientenzimmer	1444	44,6
Notfallstation	322	9,9
Verbandzimmer	83	2,6
anderer Ort	109	3,4
Einlegender Arzt:		
geübt	2584	79,7
ungeübt	638	19,7
keine Angaben	19	0,6

Tabelle 22. *Antibiotica, Antikoagulation, Infusion*

	N	%
a) Allgemeine Verabreichung von Antibiotica:		
ganze Liegedauer	2083	64,3
zeitweise	479	14,7
keine	640	19,7
anderes/keine Angaben	39	1,2
b) Antikoagulation		
keine	2370	73,1
ganze Liegedauer	312	9,6
zeitweise	499	15,4
anderes/keine Angaben	60	1,9
c) Infusionen		
hypertone Lösungen	2163	66,7
normotone Lösungen	3199	98,7
Blut und Plasma	2511	77,5
Blutentnahmen	2213	68,3

73,1% unseres Krankengutes erhielten keinerlei gerinnungshemmende Substanzen, rund 10% dagegen eine solche während der ganzen Liegedauer des Katheters. Bei ²/₃ unserer Patienten wurden *hypertone Lösungen* durch den Cava-Katheter zugeführt, praktisch alle Patienten erhielten normotone Infusionslösungen, *77,5% Blut und Plasma.* Bei 68,3% wurde die Möglichkeit, durch den Cava-Katheter Blut zu verschiedenen Zwecken zu entnehmen, benutzt (Tab. 22).

III. 3. Technisches Vorgehen, Katheterpflege und Liegedauer

Wie bereits im vorangegangenen Kapitel erwähnt, wurde den Teilnehmern an der Studie empfohlen, Kathetermaterial aus PVC ohne Weichmacher zu verwenden. Die Auswertung ergab die Tatsache, daß sich die überragende Mehrzahl an diese Vorschrift hielt, indem lediglich 78 oder 2,4% der Katheter aus einem anderen Material (Teflon) bestanden. *Mehr als die Hälfte der verbrauchten Cava-Katheter waren Intracaths*, weitere 47,3% andere PVC-Modelle (Tab. 23). 80% unserer Kranken trugen vor dem registrierten Cava-Katheter keinen solchen, bei 15,7% war dies bereits der 2., bei 3,1% der 3. und bei 1% der 4. oder 5. Wir registrierten von den insgesamt 3241 Cava-Kathetern 2386 oder 73,6%, die durch Punktion eingelegt wurden. In 853 Fällen (26,3%) erfolgte das Einlegen durch eine Venenfreilegung. Dabei wurden 31,2% ohne Anwendung eines Lokalanästheticums eingelegt, 37,6% unter Lokalanästhesie und 31,2% während einer Narkose (Tab. 24).

Tabelle 23. *Kathetermaterial*

Katheter	*N*	%
Intracath kurz	797	24,6
Intracath lang	832	25,7
anderes PVC-Modell	1534	47,3
anderes Mat./keine Angaben	78	2,4
Anzahl vorausgegangener Katheter:		
0	2581	79,6
1	509	15,7
2	99	3,1
3 u. mehr	31	1,0
keine Angaben	21	0,6
Zustand Vene		
unauffällig	2891	89,2
vorher ZVK	67	2,1
vorher PVK	38	1,2
vorher Nadel	196	6,0
anderes/keine Angaben	49	1,5

Tabelle 24. *Einlegemodus*

Einlegemodus	N	%
Punktion	2386	73,6
Venae sectio	853	26,3
keine Angabe	2	0,1
ohne LA	1010	31,2
mit LA	1218	37,6
während Narkose	1010	31,2
keine Angabe	3	0,1
Sterilität		
Maske, Handschuhe, Abdecken	1709	52,7
Maske, Handschuhe ohne Abdecken	573	17,7
Anderes/ohne Maske u. Handschuhe	952	29,3
keine Angabe	7	0,2

Während des Einlegens eines Cava-Katheters fanden bei 2282 Fällen Maske und Handschuhe Verwendung (70,4%), in 29,3% ließ man diese Vorsichtsmaßnahme weg.

Ein wichtiger Punkt erschien uns die Frage der *Katheterpflege*: in 2080 Fällen wurde die Kathetereintrittsstelle steril abgedeckt, nachdem ein Spray mit einem *Breitspektrum-Antibioticum* (Polybactrin) aufgebracht worden war. In 767 Fällen verwendete man dazu *Nobecutan*, in 345 Fällen wurde auf die Applikation eines Sprays überhaupt verzichtet. Die Auswertung der Angaben über einmalige, mehrmalige und tägliche Applikation des Sprays und über die Wechsel der Verbände in Abhängigkeit der Liegedauer ergab eine eindeutige Korrelation, indem bei längerer Liegedauer in der überwiegenden Mehrzahl der Fälle sowohl Verband wie Spray mehrmals bis täglich erneuert wurden.

Tabelle 25. „*Katheterpflege*"

Pflege	N	%
Eintrittsstelle:		
Sterile Verbände, kein Spray	345	10,6
Sterile Verbände, Nobecutan	767	23,6
Sterile Verbände, Polybactrin	2080	64,2
Anderes/keine Angabe	49	1,5
Spülung des Katheters:		
Täglich mehrmals	1458	45,0
Täglich einmal	385	11,9
Nach Blutentnahme	463	14,3
Keine	910	28,1
Keine Angabe	25	0,8

In 45% der Fälle wurde der liegende Cava-Katheter täglich mehrmals gespült in 12% täglich 1mal und in 14,3% lediglich nach Blutentnahmen (Tab. 25).

Von den „*freigegebenen*“ *Zugängen* fand derjenige über die vena basilica am häufigsten Verwendung und zwar in 1776 Fällen, gefolgt von denjenigen über die vena subclavia in 1098 Fällen und über die vena jugularis externa in 273 Fällen (Tab. 26). Andere periphere Venen schienen sich in 94 Fällen, d. h. in 2,9% aus verschiedenen Gründen aufzudrängen. Dabei standen bei verschiedenen Arbeitsgruppen unterschiedliche Zugänge im Vordergrund, die Gruppen A, B, F, G und I bevorzugten den Basilica-Katheter, C, D, E und H den Subclavia-Katheter. Der Zugang über die vena jugularis war bei der Klinik D am häufigsten vertreten.

Tabelle 26. *Zugang bei der erfolgreichen Punktion*

Zugang	*N*	%
Vena jugularis externa rechts	152	4,7
Vena jugularis externa links	121	3,7
Vena subclavia rechts	405	12,5
Vena subclavia links	693	21,4
Vena basilica rechts	1038	32,0
Vena basilica links	738	22,8
Anderes (cephalica)	94	2,9
Keine Angabe	—	—
Vena jugularis externa	273	8,4
Vena subclavia	1098	33,9
Vena basilica	1776	54,8
Anderes (cephalica)	94	2,9

Tabelle 27. *Liegedauer*

Zeit	*N*	%
<24 Stunden	233	7,2
1 - 3 Tage	485	15,0
4 - 7 Tage	1150	35,5
8–14 Tage	808	24,9
15–21 Tage	330	10,2
22–35 Tage	144	4,4
36–56 Tage	65	2,0
>56 Tage	17	0,6
keine Angabe	9	0,2

Die Tabelle 27 gibt einen Überblick über *die Liegedauer* der Katheter in unserer Studie: die Mehrzahl der Cava-Katheter lag zwischen 4 und 21 Tagen, nämlich 70,6%. In etwas über 20% der Fälle betrug die Liegedauer unter 3 Tage und nur in 7% mehr als 21 Tage. Immerhin verfügen wir über 144 Katheter mit einer Liegedauer von 22–35 Tagen, 65 mit einer solchen von 36–56 Tagen und 17 mit über 56 Tagen. Die Entfernung des Katheters erfolgte in 80% der Fälle rechtzeitig, d. h. zu einem Zeitpunkt, in dem keine Infusionen oder Venendruckmessungen mehr notwendig waren oder beim Tode des Patienten. 11,8% der Katheter mußten wegen Komplikationen frühzeitig entfernt werden, in 5,7% wurde er vorzeitig durch den Patienten und in 2,1% versehentlich durch das Pflegepersonal herausgerissen (Tab. 28). Bei der Entfernung erwiesen sich 86,4% der Katheter als vollständig durchgängig, 9,1% als verstopft, während bei 148 Fällen die Durchgängigkeit bei der Entnahme nicht geprüft wurde (Tab. 29). Bei rund 12% forderte das Krankheitsgeschehen einen neuen Katheter, der in 10% an einem anderen Ort, in knapp 2% am gleichen Ort eingelegt wurde.

Tabelle 28. *Entfernung des Katheters*

Zeitpunkt	*N*	%
rechtzeitig	1975	60,9
Tod des Patienten	618	19,1
Total	2593	80,0
vorzeitig wegen Komplikation	382	11,8
durch Patient	184	5,7
durch Personal	67	2,1
Total	633	19,6
keine Angabe	15	0,4

Tabelle 29. *Zustand des Katheters bei der Entfernung*

Zustand	*N*	%
vollständig durchgängig	2800	86,4
teilweise verstopft	151	4,7
verstopft	142	4,4
nicht beurteilt	148	4,6
neuer Katheter		
notwendig, anderer Ort	344	10,6
notwendig, gleicher Ort	56	1,7

III. 4. Klinisch manifeste Komplikationen

Wir unterscheiden 2 Arten von klinisch manifesten Komplikationen:

a) Diejenigen, welche *beim Einlegen des Katheters* auftreten.
b) Solche, die sich *bei liegendem Katheter* manifestieren.

Zu der 1. Gruppe möchten wir die erfolglosen Punktionsversuche, eine falsche Lage der Katheterspitze, Verletzungen anläßlich der Punktion und die Folgen, die beim Vorschieben und bei Manipulationen am Katheter eintreten können, zählen. Es handelt sich dabei also vorwiegend um die Frühkomplikationen des Cavakatheterismus.

Zu der 2. Gruppe gehören vorwiegend entzündliche, infektiöse und thrombotische Folgeerscheinungen (Spätkomplikationen).

a) Komplikationen beim Einlegen des Cava-Katheters

Unter einer erfolgreichen Punktion verstehen wir das Eindringen der Nadel in die Vene beim 1. Punktionsversuch und die Möglichkeit, durch die liegende Nadel den Katheter in der gewünschten Länge einzuschieben. Die in Tabelle 30a angegebenen Zahlen geben die erfolglosen Punktionsversuche in Abhängigkeit vom Zugangsort an. Dabei muß berücksichtigt werden, daß in unserer Studie mehrere Punktionsversuche an derselben Stelle, d. h. Versuche zum Erreichen einer bestimmten Vene als erfolglose Punktionen bezeichnet werden. Waren demnach bis zur Möglichkeit des Einlegens durch die Subclavia links 3 Punktionen notwendig, so wurde dieses Vorgehen auf 2 mißglückte Punktionsversuche bei der entsprechenden Codenummer eingetragen:

Von 3241 verfolgten Fällen gelang die Punktion in 682 oder in 21,8% nicht beim 1. Versuch. Von den 3 empfohlenen Zugängen wies die vena jugularis externa mit 84 oder 32,5% die höchste Versagerquote bei der Punktion auf. Beim Zugang über die vena subclavia war der 1. Versuch 307mal oder in 27,8% erfolglos, bei der vena basilica 251mal oder in 14,1% der Fälle, während die Punktion anderer Venen in 40 oder 38,3% nicht beim 1. Mal gelang (Tab. 30a).

Tabelle 30a. *Mißglückte Punktionen in Abhängigkeit vom Zugangsort*

Zugang	N	%
vena jugularis externa	84	32,5
vena subclavia	307	27,8
vena basilica	251	14,1
andere Venen	40	38,3
Insgesamt	682	21,8

Die Versagerquote beim Zugang über die vena jugularis externa liegt demnach mehr als doppelt so hoch wie diejenige bei der vena basilica. Eindrucksvoll erscheint auch die Zahl der mißglückten 1. Punktionsversuche bei der vena subclavia mit 27,8%, einem Zugang der höhere technische Anforderungen stellt. Zu diesen Resultaten ist zu bemerken, daß die Punktion der vena jugularis externa den meisten Mitarbeitern an der Studie nicht vertraut war. Die Fehlpunktionen der vena subclavia verteilen sich auf die einzelnen Kliniken regelmäßig, die Versagerquote bei der 1. Punktion liegt auch bei Mitarbeitern, die eine jahrelange Erfahrung mit diesem Zugang aufweisen können, in der Größenordnung des Gesamtdurchschnittes. Es sind demnach auch unter günstigen Bedingungen beim Zugang über die vena subclavia in einem Viertel der Fälle mehr als eine Punktion notwendig, um einen Cava-Katheter einlegen zu können.

Auf Tabelle 30b ist die Anzahl der erfolglosen Punktionen bis zum geglückten Einlegen eines Katheters unabhängig vom Zugang eingetragen. In 78,2% der Fälle gelang das Einlegen beim 1. Versuch. Eine erfolglose Punktion mußten 456 Patienten (14,1%), 155 (4,8%) deren zwei und 67 (rund 2%) Patienten drei und mehr über sich ergehen lassen.

Tabelle 30b. *Anzahl der erfolglosen Punktionen*

erfolglose Punktionen	*N*	%
0	2534	78,2
1	456	14,1
2	155	4,8
3	37	1,1
4	16	0,5
5 und mehr	14	0,4
keine Angabe	29	0,9

Als *richtige Lage der Katheterspitze* bezeichnen wir den Sitz in der vena cava superior. Da ein Eindringen der Spitze in den rechten Vorhof durch Zurückziehen des Katheters um wenige Zentimeter korrigiert werden kann, möchten wir davon absehen, diese Position als Komplikation aufzufassen, glauben aber kaum, daß es zweckmäßig ist, die Katheterspitze im Vorhof zu belassen. Die Abbildung 8 zeigt eine radiologische Kontrolle eines richtig in der Cava superior liegenden Venenkatheters von der rechten vena basilica ausgehend, die Abbildung 9 einen solchen, dessen Spitze in den Vorhof abbiegt, wobei in diesem Falle der Einlegeort an der vena jugularis externa rechts lag. Als relativ häufige Fehllage erweist sich das Vordringen der Katheterspitze in die vena jugularis interna, das wir auf

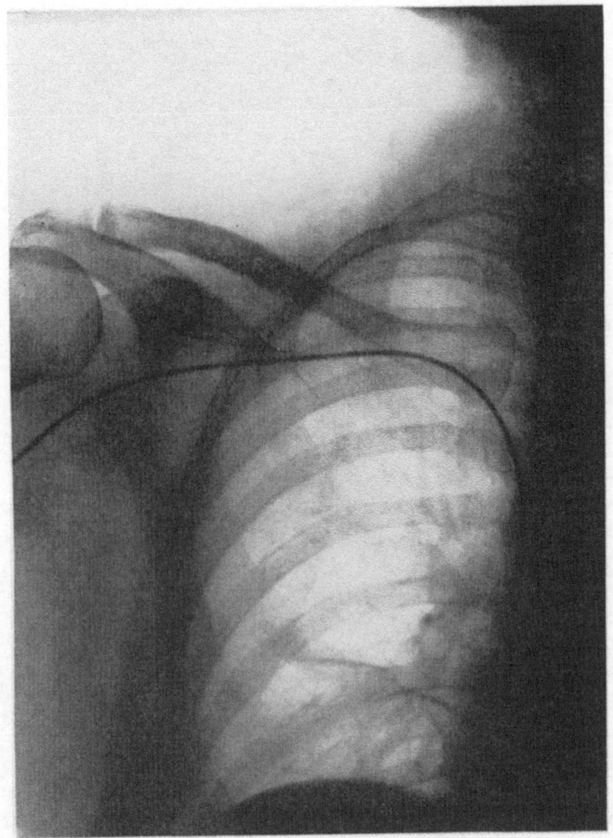

Abb. 8. Korrekte Lage der Katheterspitze in der vena cava superior

3037 radiologisch nachkontrollierte Fälle 110mal feststellen mußten (Tab. 31, Abb. 10). Noch häufiger findet sich die Katheterspitze in der vena axillaris oder in der vena subclavia; in unserer Studie waren es 205 Fälle (Tab. 31, Abb. 11). Diese Position der Katheterspitze wird vorwiegend durch den Basilica-Katheter verursacht, kommt aber auch beim Subclavia- und beim Jugularis-Katheter vor. In seltenen Fällen findet sich die Katheterspitze in einer kleinen Halsvene, vorwiegend nach Punktion der vena jugularis externa (Abb. 12), aber auch beim Zugang über die vena basilica. In rund 2% der radiologisch erfaßten Fälle nahm der Katheter keinen geradlinigen Verlauf vom Einlegeort bis in die Cava superior, sondern bildete im zuführenden Gefäß ein Knäuel (Tab. 31, Abb. 13).

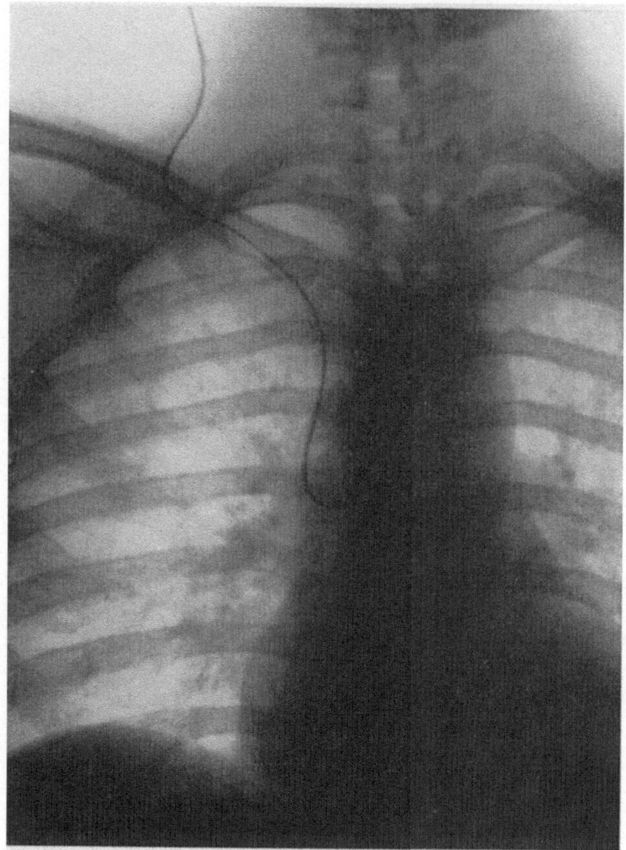

Abb. 9. Die Katheterspitze liegt im rechten Vorhof

Bezeichnen wir die vena cava superior und die leicht korrigierbare Lage der Katheterspitze im rechten Vorhof als korrekt, so ließen sich 2584 von insgesamt 3037 radiologisch kontrollierbaren Kathetern als lagegerecht einstufen. Eine falsche Lage nahmen beim Jugularis-Katheter 17,8%, beim Subclavia-Katheter 9,3%, beim Basilica-Katheter 16,7% und beim Zugang über eine andere Vene 40,4% der Katheterspitze ein (Tab. 31).

Fassen wir die Ergebnisse aus den Tabellen 29–31 zusammen, so sehen wir, daß sich ein Cava-Katheter von der vena basilica aus zwar am leichtesten einlegen läßt, seine Spitze aber in über 16% der Fälle eine falsche Lage einnimmt. Die Punktion der vena subclavia gelingt in rund $^1/_4$ der Fälle nicht auf Anhieb, falsche Katheterlagen kommen jedoch in weniger als 10% vor.

Tabelle 31. *Lage der Katheterspitze anhand radiologischer Kontrollen*

Katheterspitze in	Zugang über				
	vena jugularis $N=236$	vena subclavia $N=1028$	vena basilica $N=1689$	andere Venen $N=84$	Gesamt $N=3037$
1. vena cava superior	138	710	754	19	1621
2. rechter Vorhof	56	222	654	31	963
3. vena jugularis interna	13	27	65	5	110
4. vena subclavia/axillaris	19	17	147	22	205
5. kleine Halsvene	3	0	3	0	6
6. Knäuel im Gefäß	3	13	44	1	61
7. Anderes	4	39	22	6	71
1 + 2 (korrekt)	194	932	1408	50	2584
3 + 4 + 5 + 6 + 7 (falsch)	42 =17,8 %	96 =9,3 %	281 = 16,7 %	34 =40,4 %	453 =15,1 %

Tabelle 32. *Leichte Komplikationen beim Einlegen eines Katheters*

Komplikationen	alle Zugänge N	%	vena jugularis $N = 273$	%	vena subclavia $N = 1098$	%
1. Mühe beim Vorschieben	370	11,4	39	14,3	105	9,6
2. Kath. stecken geblieben	106	3,3	16	5,9	6	0,6
3. Venöse Blutung	56	1,7	7	2,8	8	0,7
4. 1 + 3	34	1,0	7	2,8	3	0,3
5. 2 + 3	10	0,3	0	0	0	0

Tabelle 32. (Fortsetzung)

Komplikationen	vena basilica $N = 1776$	%	Andere $N = 94$	%
1. Mühe beim Vorschieben	209	11,6	17	18,1
2. Kath. stecken geblieben	79	4,4	5	5,1
3. Venöse Blutung	38	2,2	3	3,1
4. 1 + 3	17	1,0	7	7,2
5. 1 + 3	8	0,4	2	2,0

Das Einlegen eines Cava-Katheters über die vena jugularis externa erweist sich am schwierigsten, gelingt doch die Punktion beim ersten Versuch in weniger als 70% der Fälle; zudem liegt die Zahl der Fehllagen mit 17,8% relativ hoch. Der Zugang zur vena cava über andere Venen erweist sich als unrationell, liegt doch die Zahl der Fehlpunktionen bei 40%, diejenige der Fehlpositionen der Katheterspitze bei über 40%.

Aufgrund dieser Ergebnisse läßt sich somit eine klare Reihenfolge der Kathetereintrittsstellen bilden, die bei der geringsten Anzahl Fehlpunktionen möglichst häufig eine richtige Position der Katheterspitze erlauben; diese Reihenfolge lautet:

1. Vena basilica,
2. Vena subclavia,
3. Vena jugularis externa,
4. Andere Venen (vena cephalica).

Als *leichte Komplikationen* beim Einlegen des Katheters bezeichnen wir Schwierigkeiten beim Vorschieben, Steckenbleiben des Katheters und Auftreten von venösen Blutungen. Die Zusammenhänge zwischen Auf-

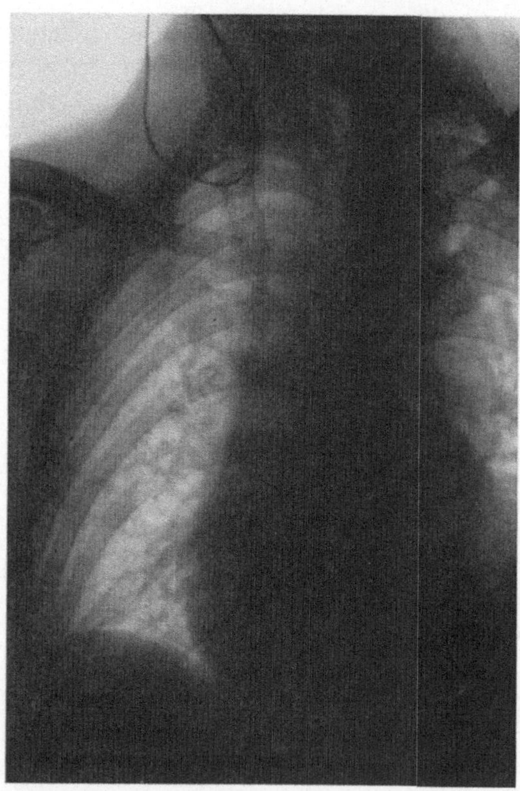

Abb. 10. Die Katheterspitze liegt in der vena jugularis interna

treten dieser Komplikationen in Abhängigkeit vom Einlegeort sind auf Tabelle 32 zusammengefaßt. Das Vorschieben des Katheters verursachte in ungefähr gleicher Häufigkeit beim Zugang über die vena jugularis externa und die vena basilica Mühe, ebenso ausgeglichen ist die Zahl der steckengebliebenen Katheter bei diesen beiden Zugängen. Die entsprechenden Zahlen liegen für *den Subclavia-Katheter eindeutig tiefer*, für *den Zugang über andere Venen ebenso eindeutig höher*. Die übrigen leichten Komplikationen beim Vorschieben des Katheters zeigen entweder keine wesentlichen Unterschiede in der Abhängigkeit vom Einlegeort oder aber die entsprechenden Zahlen erweisen sich als zu klein, um gültige Aussagen zu erlauben.

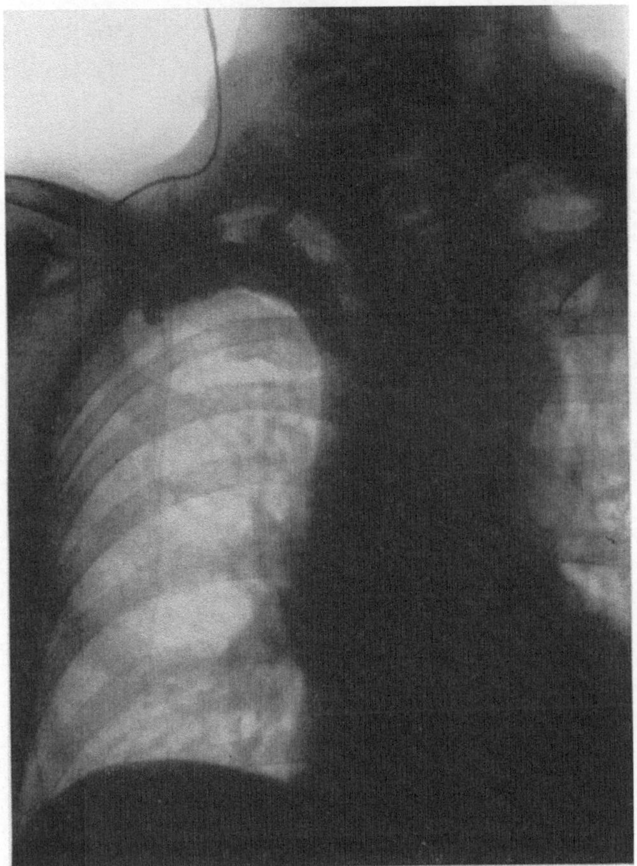

Abb. 11. Die Katheterspitze liegt in der vena subclavia

Schwere Komplikationen beim Einlegen des Cava-Katheters. Bei der *Punktion* der jeweiligen Venen *erlebten wir nur beim Zugang über die vena subclavia schwere Komplikationen* in Form von arteriellen Blutungen und Pleuraverletzungen. Bei Wahl des Zuganges über die *vena jugularis externa,* die *vena basilica* oder über *andere periphere Venen* traten keinerlei schwere Komplikationen anläßlich der Punktion auf. Die Verletzung von benachbarten Strukturen bei der Subclaviapunktion beschränkte sich in unserer Studie auf Verletzungen der Arterie und der Pleura. Die Übersicht auf Tabelle 33 zeigt, daß 4 der beteiligten Gruppen die Subclaviapunktion praktisch vollständig mieden, weisen sie doch weniger als 10 Punktionen dieses Gefäßes auf. Dies sind denn auch die einzigen Arbeitsgruppen, die keinerlei schwere Komplikationen bei diesem Zugang sahen. *Arterielle Blutungen*

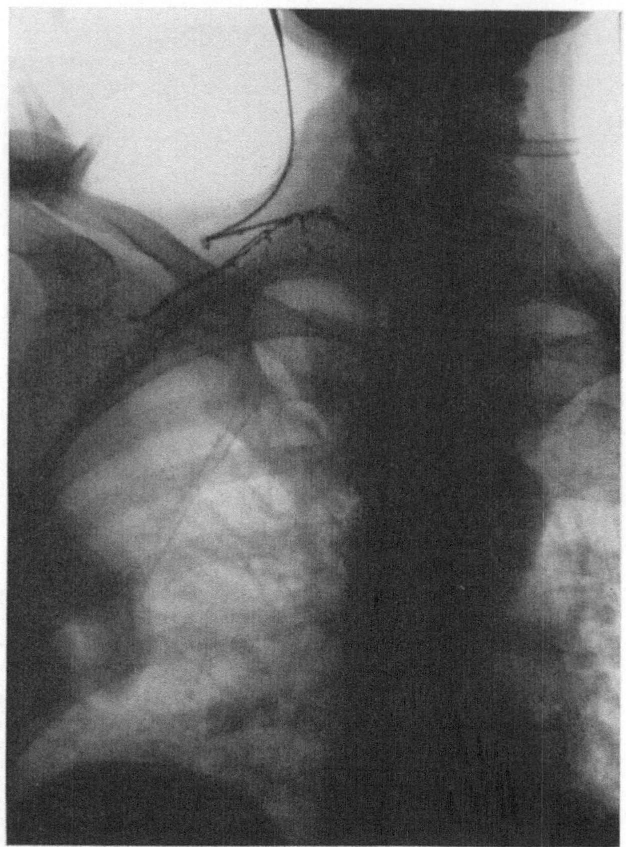

Abb. 12. Die Katheterspitze liegt in einer kleinen Halsvene

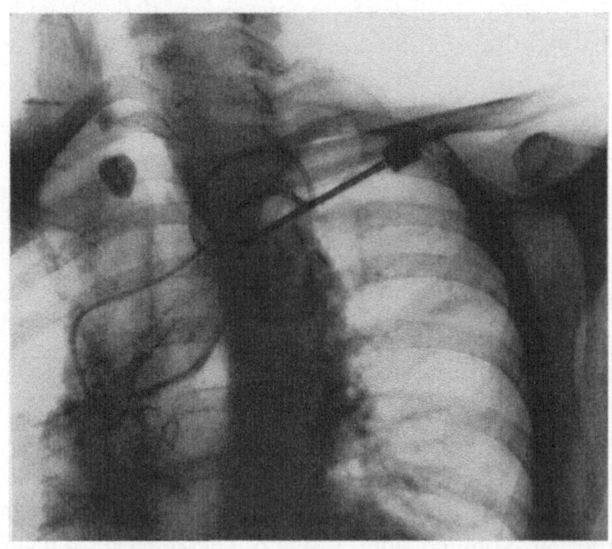

Abb. 13. Der Katheter bildet im zuführenden Gefäß eine Schlinge

Tabelle 33. *Schwere Komplikationen bei der Punktion der vena subclavia, aufgeschlüsselt nach Kliniken*

Klinik	*N* Subclavia-punktionen	arterielle Blutung *N*	%	Pleuraverletzungen *N*	%
A	9	0	0	0	0
B	80	0	0	2	2,5
C	336	11	3,3	1	0,3
D	218	0	0	2	0,9
E	98	0	0	3	3,0
F	4	0	0	0	0
G	3	0	0	0	0
H	344	0	0	1	0,3
I	6	0	0	0	0
Total	1098	11	1,0	9	0,82

mußte nur eine Arbeitsgruppe (C) beobachten und zwar in 3,3% ihrer Fälle. Diese Zahl ergibt einen Gesamtdurchschnitt von 1% auf 1098 Subclaviapunktionen. Die *Pleuraverletzungen* weisen eine klinikabhängige Verteilung zwischen 0,3 und 3% auf. Die Gesamtzahl der Pleuraverletzungen beträgt 9 auf 1098 Fälle oder 0,82%, sie verteilt sich auf 7 Pneumothoraces (0,63%), 1 Haematopneumothorax (0,09%) und 1 pleurale Infusion (0,09%) (Tab. 34).

Tabelle 34. *Aufteilung der Pleuraverletzungen*

Verletzungsfolge	*N*	%
Pneumothorax	7	0,63
Haematopneumothorax	1	0,09
Pleurale Infusion	1	0,09
Pleurale Verletzungen	9	0,82

Kasuistik

Sämtliche 11 Verletzungen der arteria subclavia, die zu einer arteriellen Blutung führten, konnten ohne größere Therapiemaßnahmen beherrscht und zur Restitutio ad integrum geführt werden. Es wird deshalb darauf verzichtet, eine ausführliche Statistik wiederzugeben.

Pleuraverletzungen:

Fall 1/0077, B. T., 1892 (Abb. 14)

Klinische Diagnose: Totaler AV-Block.

Bei dem apathischen, dyspnoischen und cyanotischen Patienten wurde am 11. 8. 1969 abends ein infraclaviculärer Cava-Katheter zur Messung des zentralen Venendruckes eingeführt. Die Punktion gelang im 1. Versuch, wobei die korrekte intravenöse Kanülenposition jedoch erst durch mäßiges Zurückziehen erreicht werden konnte. Im Verlaufe der Nacht kam es zu einer starken Zunahme der Dyspnoe. Das in den frühen Morgenstunden des 12. 8. 1969 angefertigte Thoraxröntgenbild ergab einen vollständigen Pneu links (Abb. 14). Nach Einlegen einer Saugdrainage trat eine Besserung der Atemverhältnisse ein.

Der Patient kam später ohne Zusammenhang mit diesem Ereignis ad exitum, bei der Autopsie fanden sich Kuppenschwielen beider Lungen, die Einstichstelle war an der Pleura parietalis erkennbar.

Fall 2/10329, T. A., 1904

Der 65jährige Patient wurde in schlechtem Allgemeinzustand am 20. 12. 1969 von einem Sanatorium in die Universitätsklinik eingewiesen. Die Einweisungsdiagnose lautete: gedeckte Ulcusperforation bei Emphysembronchitis und Cor pulmonale. Bei Spitaleintritt war der Patient bereits massiv dyspnoisch und cyanotisch, das Abdomen stark aufgetrieben und gespannt. In der Übersichtsaufnahme fand sich bei einem Zwerchfellhochstand links eine ausgedehnte subdiaphragmale Luftansammlung beidseits. Der diensttuende Arzt wollte Infusionen verabreichen und den zentralen Venendruck messen; dazu legte er einen Subclavia-Katheter auf der rechten Seite ein. Innerhalb weniger Minuten verstärkte sich die Dyspnoe des Patienten, er geriet in einen bedrohlichen Allgemeinzustand. Die sofort durchgeführte Thoraxröntgenkontrolle ergab einen Pneumothorax rechts, worauf eine Bülaudrainage eingelegt wurde und sich der Zustand des Patienten wieder verbesserte. Nach 2 Tagen konnte die Drainage entfernt werden, die rechte Lunge war zu diesem Zeitpunkt voll ausgedehnt, sie blieb es auch in der weiteren Folge. In bezug auf das Grundleiden erwies es sich, daß der Patient 4 Tage vor Spitaleintritt eine Magenperforation erlitten hatte, die sich in der Folge abgedeckt haben mußte, besserte sich doch auch der abdominelle Befund zusehends, so daß wegen des weiterhin bestehenden schlechten Allgemeinzustandes auf eine chirurgische Intervention verzichtet werden durfte.

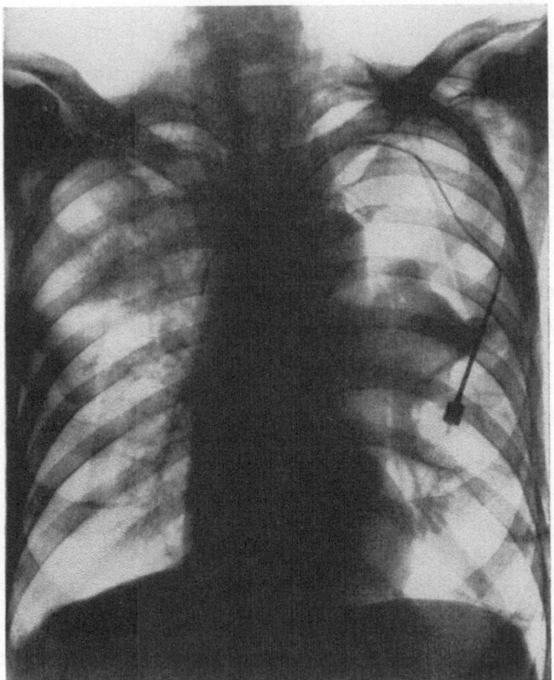

Abb. 14. Linksseitiger Pneumothorax nach Subclavia-Punktion

Fall 3/30060, M. C., 1928

Bei dieser Patientin wurde bei einem Pankreasprozess und Thrombophlebitis am 21. 7. 1969 versucht, auf der rechten Seite einen Subclavia-Katheter einzulegen. Der Punktionsversuch mißlang und es konnte auf der Gegenseite ein richtigsitzender Cava-Katheter eingelegt werden. Bei einer Röntgenkontrolle fand sich ein Mantelpneu auf der rechten Seite, der sich spontan zurückbildete.

Fall 4/30083, G. H.,1939

Bei dieser jungen Patientin, die an einer malignen Hypertonie mit Linksinsuffizienz und nephrogener Anaemie litt, wurde am 9. 5. 1969 der Versuch unternommen, einen Cava-Katheter links durch Subclaviapunktion einzulegen. Es trat darauf ein Pneumothorax auf der linken Seite auf. Eine Monaldi-Drainage wurde bis zum 13. 5. 1969 beibehalten, nach 24stündiger Abklemmung ohne klinische oder radiologische Erscheinungen entfernt. Radiologisch war am 10. 5. der Pneu bei liegender Drainage nicht mehr festzustellen. Es traten keine weiteren Folgen dieser Komplikation auf.

Fall 5/30039, G. H., 1896

Der 74jährige Patient mußte sich am 29. 4. 1970 wegen eines Carcinoms einer ausgedehnten Blasen-Sigmaresektion unterziehen. Wegen des schlechten postoperativen Zustandes wurde am 10. 5. 1970 ein Cava-Katheter durch die vena subclavia eingelegt, wobei es bei der Punktion zu einem gleichseitigen Pneumothorax kam. Die Diagnose wurde radiologisch bestätigt, wobei es sich lediglich um einen ca. 2-Finger-breiten Mantelpneu handelte. Es wurde in typischer Weise eine Monaldi-Drainage eingelegt, wonach sich die Lunge ausdehnte. Nach Entfernung der Drainage kam es jedoch zu einem Recidiv des Pneumothorax, so daß eine erneute Drainage eingelegt werden mußte, die 8 Tage später bei kompletter Ausdehnung der Lunge entfernt werden konnte. Weitere Komplikationen von Seiten der punktionsbedingten Pleuraverletzung sind nicht aufgetreten. Der Patient konnte schließlich nach Hause entlassen werden.

Fall 6/70223, K. K., 1913

Bei einem 56jährigen Patienten wurde ein Magencarcinom operativ angegangen. Am 4. 8. 1969 legte man einen Katheter durch die vena subclavia links ein, wobei es zu einem gleichseitigen Pneumothorax kam. Die Komplikation ließ sich nach Einlegen eines Bülaudrains beherrschen, die Lunge dehnte sich vollständig aus und es traten keine weiteren Komplikationen als Folge des Punktionsversuches auf. Der Patient kam 12 Tage später aus anderen Ursachen ad exitum.

Fall 7/70577, K. K., 1897

Bei dieser 73jährigen Patientin, die an einem Coloncarcinom operiert wurde, kam es beim Versuch, den Katheter durch die rechte vena subclavia einzulegen, zu einem Mantelpneu, der radiologisch nachgewiesen werden konnte. Es genügte in diesem Falle eine Punktion, um die Lunge ohne weitere Folgen ihre volle Ausdehnung erreichen zu lassen.

Fall 8/90361, K. H., 1926

Wegen einer Intoxikation unbekannten Ursprunges versuchte man am 3. 4. 1970 auf der rechten Seite einen Subclavia-Katheter einzulegen. Die Punktion gestaltete sich technisch schwierig und erforderte mehrere Versuche. In der Folge kam es zu einer klinischen Verschlechterung, radiologisch war ein Pneumothorax auf der rechten Seite nachweisbar. Nach Einlegen einer Bülaudrainage entleerten sich massiv Luft und Blut. Zwei Tage später konnte bei ausgedehnter Lunge und fehlenden Zeichen einer Nachblutung die Drainage entfernt werden. Die Patientin erholte sich vollständig und konnte in gutem Allgemeinzustand einen Monat später aus der Spitalpflege entlassen werden. Die Abheilung des durch die Punktion verursachten Haematopneumothorax war vollständig.

Fall 9/10301, M. A., 1897 (Abb. 15)

Bei der 73jährigen Frau, die an einem Pankreascarcinom litt, das operativ angegangen wurde, erfolgte am 18. 11. 1969 das Einlegen eines Cava-Katheters durch die linke vena subclavia. Der Verlauf war zunächst unauffällig, später trat eine leichte Dyspnoe auf. Auf der Thoraxröntgenaufnahme fand sich eine massive, diffuse Verschattung der linken Lungenhälfte, so daß die Diagnose eines Infusionsthoraxes gestellt werden mußte. Durch den intrapleural gelegenen Katheter waren in der Zwischenzeit 300 ml 10%ige Glukose und 300 ml Plasma eingelaufen. Die Entfernung des Katheters und Pleurapunktion führten zur vollständigen Erholung. Weitere Folgen dieser mißglückten Subclaviapunktion sind nicht aufgetreten.

Es ist somit während der Dauer unserer Studie *unter 1098 Subclaviapunktionen 9mal zu einer Pleuraverletzung gekommen*, 7mal zu einem unvollständigen oder vollständigen einseitigen Pneumothorax, 1mal zu einem Haematopneumothorax und 1mal zu einer pleuralen Infusion. Alle diese schweren Komplikationen konnten durch Punktion oder durch Einlegen einer Drainage beherrscht werden. In einem Falle kam es zu einem Recidiv-Pneu, 2 der erwähnten Patienten kamen durch diese Komplikation anläßlich der Punktion der vena subclavia in einen lebensbedrohlichen Zustand.

Beim Vorschieben des Katheters in die vena cava superior kann es vorkommen, daß die Katheterspitze *das zuführende Gefäß perforiert;* bei

Manipulationen am Katheter, insbesondere beim Zurückziehen des Katheters durch die Nadel (Intracath), kann es zu einer Katheterembolie kommen.

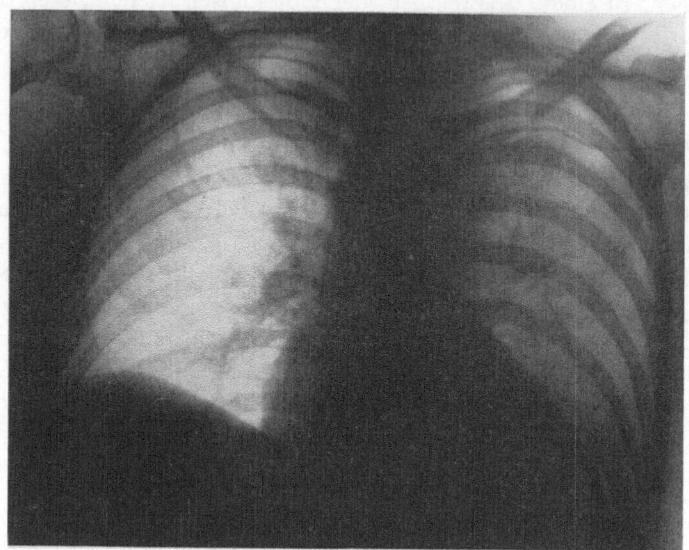

Abb. 15. Infusionsthorax bei linksseitigem Subclavia-Katheter

Tabelle 35. *Schwere und außergewöhnliche Komplikationen beim Vorschieben des Katheters und bei Manipulationen am Katheter*

Fall/Code	Zugang	Komplikationen	Diagnose	Therapie	Folgen
10/30240	vena basilica rechts	Perf. vena axillaris	rad. Extravasat	Entfernung d. Katheters	keine
11/30376	vena basilica rechts	Perf. vena axillaris	rad. Extravasat	Entfernung d. Katheters	keine
12/30600	vena basilica rechts	Abriß d. Nadel	Kath. Embolie	Op. Entfernung	keine
13/60192	vena cephalica links	Abriß	Kath. Embolie	Op. Entfernung	keine
14/70647	vena cephalica rechts	Abriß d. Nadel	Kath. Embolie	Op. Entfernung	keine
15/60095	vena basilica rechts	Epilept. Anfall	klinisch	—	keine
16/70635	vena basilica rechts	Extrasystolien	EKG	Zurückziehen d. Katheters	keine

Die Tabelle 35 zeigt, daß es im Verlaufe unserer Studie zu 2 Gefäßperforationen und 3 Katheterembolien gekommen ist. Es reihen sich 2 Fälle mit außergewöhnlichen Komplikationen an:

Kasuistik

Fall 10/30240, K. M., 1932

Diese 37jährige Patientin mit einer Mitralstenose und pulmonaler Hypertonie erhielt am 10. 7. 1969 von der vena basilica rechts aus einen zentralen Venenkatheter. Am Übergang der vena brachialis in die vena axillaris blieb die Katheterspitze stecken, der Katheter selbst stauchte sich auf. Die Injektion eines Kontrastmittels in den Katheter ließ an dieser Stelle ein Extravasat erkennen. Unter der Diagnose Gefäßperforation entfernte man den Fremdkörper und legte durch die vena jugularis externa links einen neuen ein. Eine Folge der Gefäßperforation blieb aus.

Fall 11/30376, F. B.)., 1931

Der Patient wurde wegen eines Mitralstenosenrecidivs der Operation unterzogen (Mitralklappenersatz). Beim Einschieben eines Katheters von der rechten vena basilica aus stellte sich der Katheterspitze ein unüberwindbares Hindernis entgegen. Unter Bildwandlerkontrolle wurde ein Kontrastmittel durch den Katheter gespritzt und dabei festgestellt, daß sich dieses depotförmig in den Weichteilen um die vena axillaris herum ausbreitete. Wegen dieser Perforation im Bereiche der vena axillaris wurde der Katheter entfernt und ein neuer Cava-Katheter eingelegt. Weitere Folgen dieser Komplikation blieben aus.

Fall 12/30600, K. E., 1928

Bei diesem Patienten, der wegen einer coronaren Herzkrankheit hospitalisiert war, kam es bei Manipulation am Katheter durch die Nadelspitze zu einem Abriß des Katheters. Der Einlegeort war die vena basilica rechts. Die unmittelbar nach dem Ergebnis erfolgende Freilegung der vena brachialis in Oberarmmitte ermöglichte die Extraktion des Fremdkörpers. Weitere Folgen dieser Komplikation blieben aus.

Fall 13/60192, K. G., 1937

Der 33jährige Patient war wegen eines blutenden Magenulcus bei Aortenstenose hospitalisiert. Ein durch die vena cephalica eingelegter Katheter riß nach Zurückziehen um etwa 15 cm ab. Er mußte operativ entfernt werden, wobei ein Abscheidungsthrombus im Bereiche des Venenkatheters nachweisbar war. Diese Komplikation hatte für den Patienten keine weiteren Folgen.

Fall 14/70647, V. G., 1908

Wegen eines Bronchuscarcinoms nahm man bei diesem 62jährigen Mann eine Lobektomie vor. Beim Versuch, einen Katheter durch die Nadel im Bereiche der vena cephalica rechts zurückzuziehen, kam es zum Abriß. Die Cephalica-Freilegung proximal der Einlegestelle erlaubte die Entfernung des Katheters und das Einlegen eines neuen durch die venae sectio-Wunde. Es traten keine weiteren Folgen von dieser Komplikation auf.

Fall 15/60096, J. H., 1944

Die 26jährige Patientin war wegen Cholelithiasis und Choledocholithiasis hospitalisiert und operiert worden. Beim Einlegen eines Cava-Katheters durch die vena basilica rechts trat beim Eindringen der Katheterspitze ins rechte Herz eine Extrasystolie auf. Nach Zurückziehen des Cava-Katheters verschwand dieses Phänomen wieder. Die entsprechenden Befunde konnten elektrokardiographisch festgehalten werden, sie sind auf Abbildung 16 wiedergegeben. Dieses Phänomen ist vom Herzkatheterismus her bekannt.

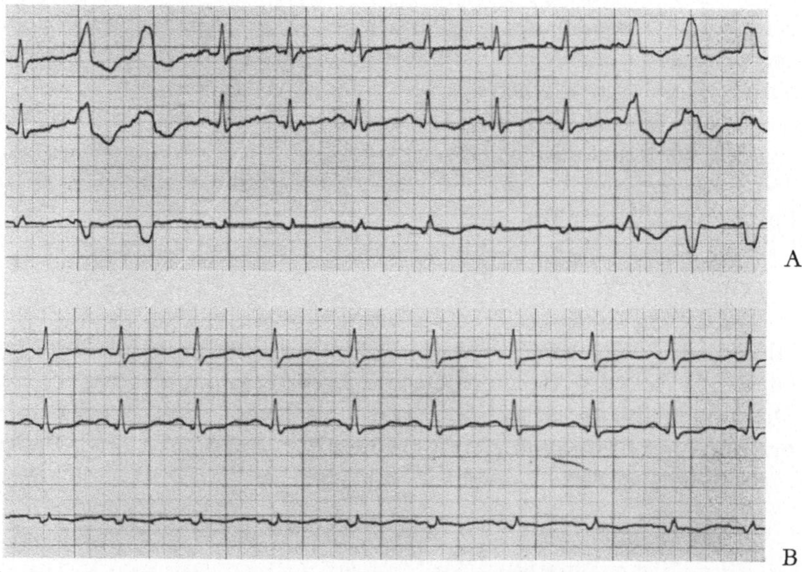

Abb. 16. Extrasystolien beim Vordringen der Katheterspitze in den rechten Vorhof (A), die beim Zurückziehen des Katheters verschwanden (B)

Fall 16/70635, Z. W., 1932

Der 38jährige Mann war wegen Hypertonie unbekannter Genese hospitalisiert. Unmittelbar nach Einlegen eines Cava-Katheters von der vena basilica rechts aus kam es zu einem epileptiformen Anfall mit Krämpfen, der spontan wieder verschwand und in der weiteren Folge trotz liegendem Katheter ausblieb.

Von diesen 7 schweren oder außergewöhnlichen Komplikationen, 2 Perforationen im Bereiche der vena axillaris, 3 Katheterembolien, 1 epi-

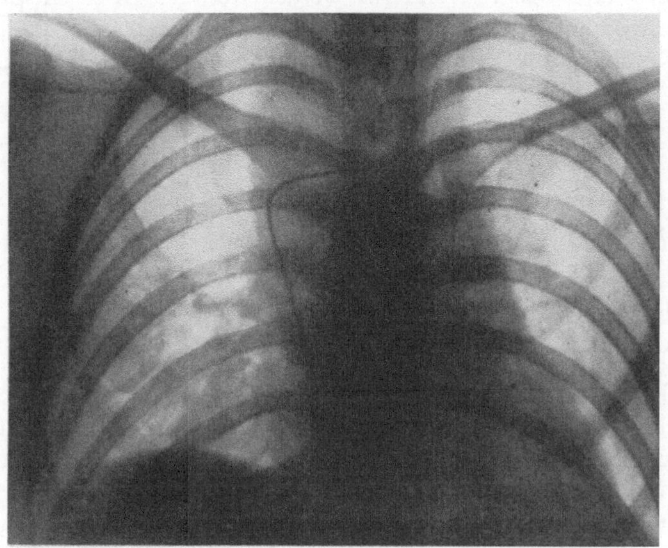

Abb. 17. Abbruch einer Seldinger-Spirale

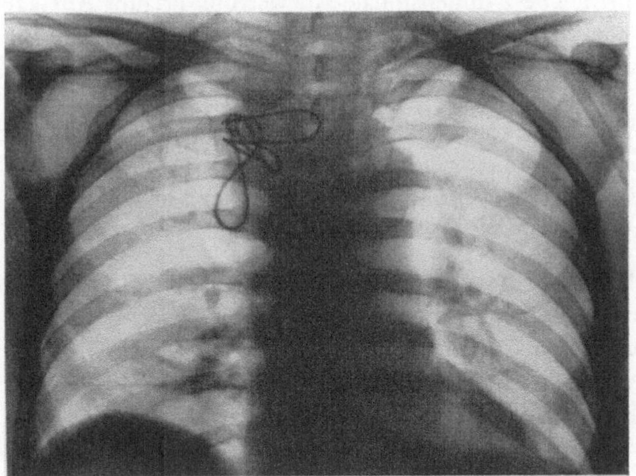

Abb. 18. Abbruch und Knäuel-Bildung einer Seldinger-Spirale

leptiformen Anfall und dem Auftreten einer Herzrhythmusstörung beim Einlegen eines Cava-Katheters mußten keine bleibenden Nachteile in Kauf genommen werden.

Bei einer der 9 Arbeitsgruppen, die als einzige den Cava-Katheter nach der Seldinger-Technik einlegte, kam es in 5 Fällen zu einem Abbruch der Seldinger-Spirale, wobei aber das Spiralende in allen Fällen extravasal liegenblieb und operativ entfernt werden konnte. Zwei entsprechende Befunde sind auf den Abbildungen 17 und 18 festgehalten. Als Ursache dieser Komplikation konnten Materialfehler nachgewiesen werden.

b) Komplikationen beim liegenden Cava-Katheter

Die klinisch erfaßbaren Komplikationen beim liegenden Katheter manifestieren sich vorwiegend als

1. Subjektive Beschwerden,
2. thrombotische Veränderungen,
3. Infekte.

Zahlreich erscheinen die Faktoren, die das Auftreten von Thrombosen oder Infektionen begünstigen und beeinflussen können. Zur Beurteilung dieser Komplikationsmöglichkeiten sowie der Wirkung unserer prophylaktischen Maßnahmen haben wir die in Frage kommenden Variablen (Codenummern) in 2 und 3 dimensionalen Ableitungen mit dem Computer durchgerechnet. Ausgangspunkt dieser Berechnungen war jeweils die Komplikation, also z. B. die Zahl aller bakteriologisch positiven Katheterspitzen, die nun in Korrelation zu den Zahlen der übrigen Codenummern gesetzt wurde. Die 2-dimensionale Auswertung erlaubt Aussagen über die Beziehung zweier Codenummern, z. B. bakteriologisch geprüfte Katheterspitzen zu Alter, Geschlecht, Einlegemodus, Liegedauer, Pflege usw. Die 3-dimensionale Auswertung, am gleichen Beispiel gezeigt, gibt Auskunft über das Verhältnis von bakteriologisch positiven Katheterspitzen zu Liegedauer *und* Pflege oder Kathetereintrittsstelle *und* Pflege usw. Über die Ergebnisse dieser elektronischen Untersuchungen soll in der Folge berichtet werden:

1. Subjektive Beschwerden. Von insgesamt 3.241 Cava-Katheterblättern erfolgte die Beantwortung der Frage nach den subjektiven Beschwerden 3207mal: Schmerzen an der Eintrittsstelle gaben 176 oder 5,4% der Patienten an, Beschwerden entlang der Kathetervene 169 oder 5,2%. 3 Kranke klagten über Beschwerden an der Katheterspitze, 1 über cardiale Sensationen. Betrachten wir die Häufigkeit der subjektiven Beschwerden, so kann nachgewiesen werden, daß der Basilica-Katheter gefolgt vom Jugularis-Katheter die meisten Beschwerden verursacht. Klagen über Schmerzen sind beim Subclavia-Katheter selten, bei den anderen Eintrittsstellen (Cephalica) dagegen am häufigsten.

2. Manifeste Thrombosen. Die Zahl der klinisch nachweisbaren thrombotischen Veränderungen beträgt in unserem Krankengut 220 oder 6,9%. Den Löwenanteil beansprucht die oberflächliche Thrombose mit 165 oder 5,1% der Fälle, während eine tiefe Thrombose allein oder kombiniert mit einer oberflächlichen in 48 Fällen (1,6%) auftrat (Tab. 36).

Tabelle 36. *Klinisch manifeste Thrombosen*

	N	%
Oberflächliche Thrombose	165	5,1
Tiefe Thrombose	42	1,4
Oberflächliche und tiefe Thrombose	6	0,2
Cavathrombosen	3	0,1
Andere	4	0,1
Insgesamt	220	6,9

Als Beispiel einer tiefen massiven Thrombosierung sei folgender Fall aufgeführt:

Fall 17/00266, Z. K., 1903

Bei dem 67jährigen Mann, der an einer Myasthenia gravis litt, wurde am 11. 3. 1970 nach auf Anhieb gelungener Punktion ein infraclaviculärer Cava-Katheter links eingelegt. Der unter kontrollierter maschineller Beatmung stehende Patient wies am 2. Tag nach Einlegen des Katheters eine Zunahme des linken Armumfanges auf. Es bildete sich ein teigiges, nicht druckdolentes Ödem, vor allem im Oberarm- und Handrückenbereich, die Hautfarbe wurde cyanotisch. Bei diesem Befund stellte man die Diagnose einer Subclaviathrombose, entfernte den Katheter und legte einen anderen auf der Gegenseite ein. Nach wenigen Tagen bildeten sich die Erscheinungen an der linken oberen Extremität vollständig zurück. Der rechtsseitig eingelegte Katheter wurde bis zu dessen Entfernung anstandslos ertragen.

Wir mußten klinisch *insgesamt 3 Cavathrombosen* registrieren, die phlebographisch als partielle Obstruktion dieses Gefäßes dargestellt werden konnten:

Der erste Fall kam ad exitum, er wird unter den autoptisch verifizierten Komplikationen beschrieben werden.

Fall 18/60211, D. H., 1943

Die Patientin war am 14. 4. 1970 in einen Lkw hineingelaufen und hatte sich folgende Verletzungen zugezogen: Contusio cerebri (Coma), Schädelbasisfraktur, Oberkieferfraktur, Nasenbeinfraktur, Rißwunden im Bereich von rechter Augenbraue, Stirn und Nase.

Nach operativer Versorgung wurde die Patientin auf der Intensivtherapiestation behandelt (Sedierung, assist. Beatmung, Entwässerung, vollständige Bilanzierung und parenterale Ernährung, Antibiotica, Cardiaca).

Am 14. 4. 1970 wurde ein Cava-Katheter in die linke vena basilica eingelegt.

Seit 1. 5. 1970 kam es zu Fieberschüben bis 39° C. Bei vergleichenden Röntgenaufnahmen vom 11. bis 18. 5. 1970 fiel eine Verbreiterung des Mediastinums auf.

Wegen des Verdachtes auf eine *Mediastinitis* erfolgte am 19. 5. 1970 eine collare Mediastinostomie und Drainage. Die Drainage wurde am 22. 5. 1970 wieder entfernt.

Am 25. und 26. 5. 1970 wurde wegen Verdacht auf einen Verschluß der vena cava superior durch einen Thrombus eine Venographie des Einflußgebietes der vena superior durchgeführt. Es zeigte sich, daß das Kontrastmittel über Kollateralvenen und nicht über die vena cava superior abfloß. Die *Cavathrombose* bestätigte sich damit (Abb. 19).

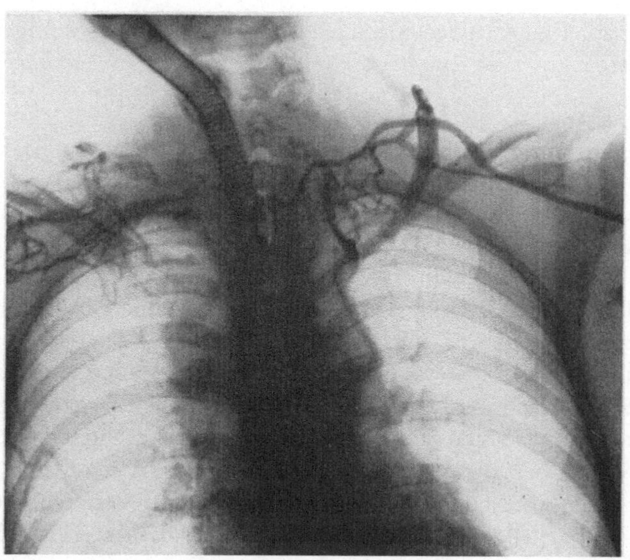

Abb. 19. Cava-Thrombose bei Katheter von der linken vena basilica aus. Fall 18/60211 D.H., 1943

Daraufhin begann man mit der Heparinisierung und zog den Cava-Katheter zunächst schrittweise zurück, um ihn am 1. 6. 1970 reaktionslos zu entfernen.

Anschließend erfolgte die Verlegung der Patientin auf die neurochirurgische Frauenstation, wo keine weiteren Folgen nachgewiesen werden mußten.

Fall 19/90031, O. M., 1963

Am 3. 5. 1969 wurde bei diesem kleinen Patienten nach schwerem Schädel-Hirn-Trauma ein Subclavia-Katheter links eingelegt. Zwanzig Tage später traten klinische Zeichen einer Cavathrombose auf. Die Diagnose konnte phlebographisch bestätigt werden. Es erfolgte unmittelbar der Katheterwechsel und das Kind konnte später symptomfrei von seiten dieser Komplikation zur Rehabilitation verlegt werden.

Die Abbildung 20 zeigt einen totalen Verschluß der vena subclavia durch eine Thrombose bei liegendem Cava-Katheter im Phlebogramm, Abbildung 21 eine Subclavia-Thrombose rechts mit Behinderung des Abflusses in der Übersichtsaufnahme und Abbildung 22 läßt als Ausschnitt in der Vergrößerung die Thrombose in einer Schlingenbildung deutlich erkennen.

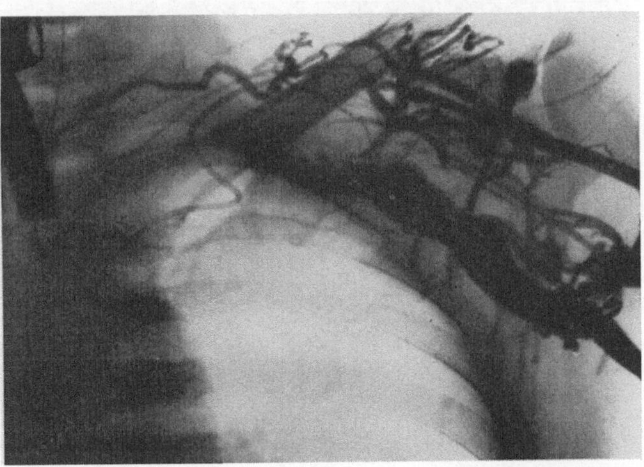

Abb. 20. Phlebogramm mit Darstellung eines totalen Subclavia-Verschlusses durch katheterbedingte Thrombose

Weitere Darstellungen von thrombotischen Veränderungen ergeben die Bilder 23 und 24: auf der Abbildung 23 ist ein Umscheidungsthromus eines Cava-Katheters dargestellt, die Abbildung 24 zeigt das histologische Untersuchungsergebnis zu diesem Befund, wobei die Zellarmut des Gebildes auffällig ist.

Beim Versuch, beeinflussende Faktoren für die Thrombosenbildung zu eruieren, fanden wir keine Beziehung zwischen Thrombosehäufigkeit und

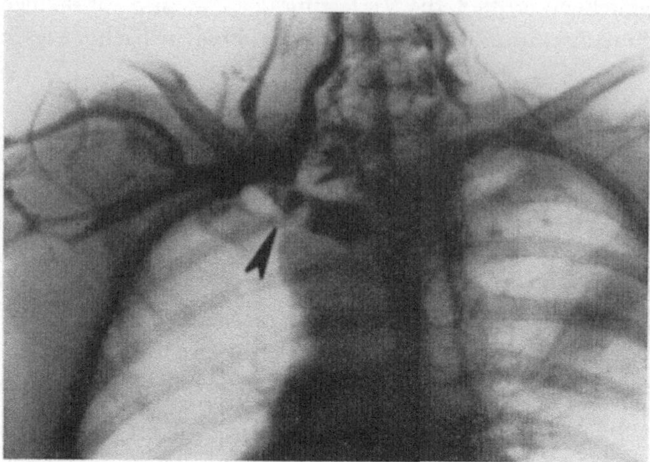

Abb. 21. Unvollständige Subclavia-Thrombose, bedingt durch einen Cava-Katheter

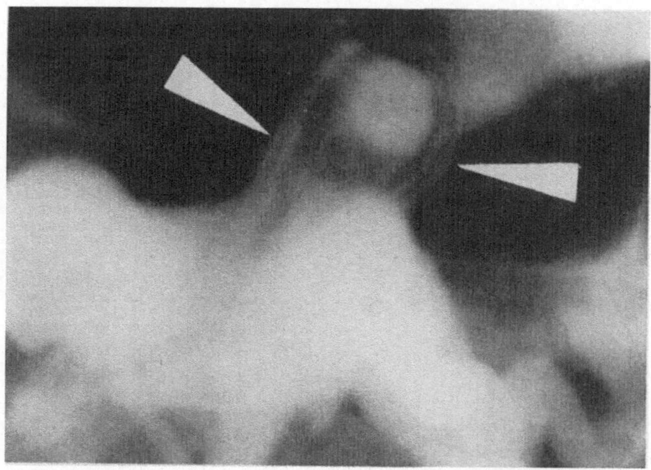

Abb. 22. Vergrößerter Ausschnitt aus Abb. 21. Man erkennt die Thrombosierung in einer Schlingenbildung des Katheters

Alter, Geschlecht, vorangegangenen Thrombosen oder Gerinnungsveränderungen, Schockzuständen, Herzinsuffizienz, Anzahl Punktionen, Lage der Katheterspitze, Komplikationen beim Einlegen, Pflege, allgemeiner Antibiotica- oder Antikoagulantientherapie und Infusionen. Erstaunlich erscheint uns die Tatsache, daß keine Korrelation zwischen manifesten Thrombosebildungen und der eingeschlagenen Antikoagulantientherapie erhoben werden konnte.

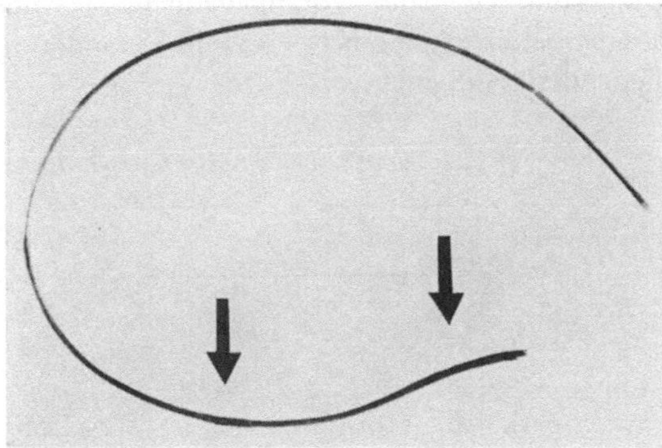

Abb. 23. Umscheidungsthrombose an extrahiertem Cava-Katheter

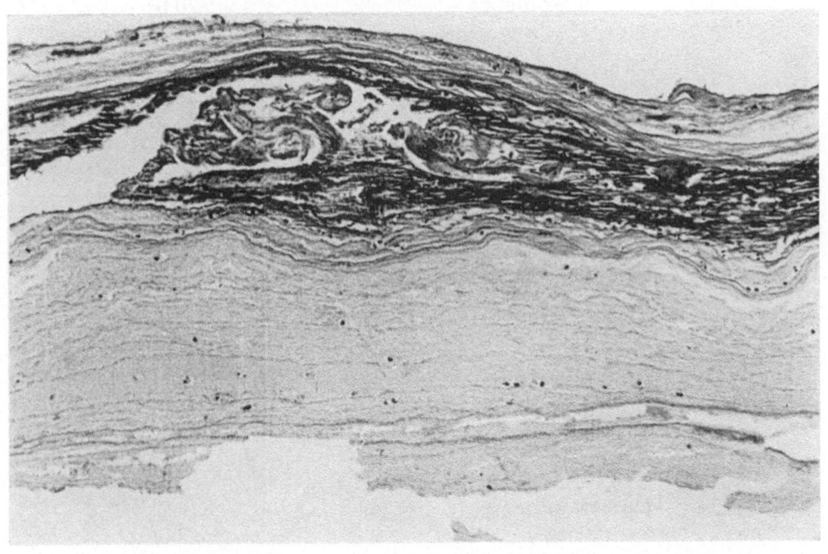

Abb. 24. Histologie des Umscheidungsthrombus (zu Abb. 23)

Faktoren, die eine Thrombosebildung beim Cava-Katheter beeinflussen können, sind auf Tabelle 37 zusammengestellt: Bei Patienten, deren AZ als gut bezeichnet wurde, treten in 4,3% der Fälle Thrombosen auf, bei reduziertem AZ 8,4%. Eine *Erhöhung der Thrombosehäufigkeit* verursacht die *Venenfreilegung* gegenüber der perkutanen Applikation, eindeutig erscheint die Häufigkeitszunahme bei vorbestehenden *lokalen Veränderungen*, indem *vorbestehende Thrombosen* und *Phlebitiden* die klinisch manifesten Thrombosen von 6,3 auf 20 bzw. 23% ansteigen lassen. Weitere Faktoren, die zur Thrombosebildung prädestinieren, sind vorangegangene periphere Katheter, Durchflußstörungen bei liegendem Katheter und Veränderungen des Hautzustandes bei liegendem Katheter.

Tabelle 37. *Faktoren, die eine Thrombusbildung beim Cava-Katheter beeinflussen*

Faktoren		% Thrombosen
AZ:	gut	4,3
	reduziert	8,4
Einlegemodus:		
	perkutan	5,5
	Venae sectio	9,8
Vorbestehende lokale Veränderung:		
	∅	6,3
	Thrombose	20,0
	Phlebitis	23,1
Vorher Katheter:		
	zentraler	6,0
	peripherer	24,2
Einlegeort:		
	vena jugularis externa	3,4
	vena subclavia	1,4
	vena basilica	9,7
	Andere	14,6
Liegedauer:		
	24 Std	1,4
	8–14 Tage	9,4
	36–56 Tage	11,1
Katheter:		
	durchgängig	5,4
	verstopft	19,1
Hautzustand:		
	reizlos	2,6
	Hautreizung	19,1
	Infekt	47,6

Bedeutungsvoll erscheinen uns die *Zusammenhänge zwischen* der *Häufigkeit thrombotischer Veränderungen* und dem *Einlegeort* sowie der *Liegedauer* eines Cava-Katheters. Beim Zugang über die vena jugularis externa treten manifeste Thrombosen in 3,4%, bei der vena subclavia in 1,4%, bei der vena basilica in 9,7 und bei anderen Venen in 14,6% der Fälle auf.

Es scheint somit, daß *atypische Zugänge* die *Thromboseneigung am stärksten beeinflussen*, von den Standardzugängen weist die *vena basilica* die größte Häufigkeit auf, gefolgt von der *vena jugularis* externa, während bei der *vena sub-*

clavia manifeste Thrombosen *eine Seltenheit darstellen.* Es sei jedoch darauf hingewiesen, daß diese Zahlen lediglich die manifesten Thrombosen wiedergeben und somit nichts über die absolute Häufigkeit thrombotischer Veränderungen beim liegenden Katheter aussagen. Angaben über die absolute Häufigkeit werden uns die Befunde bei der Autopsie von Cava-Katheterträgern geben.

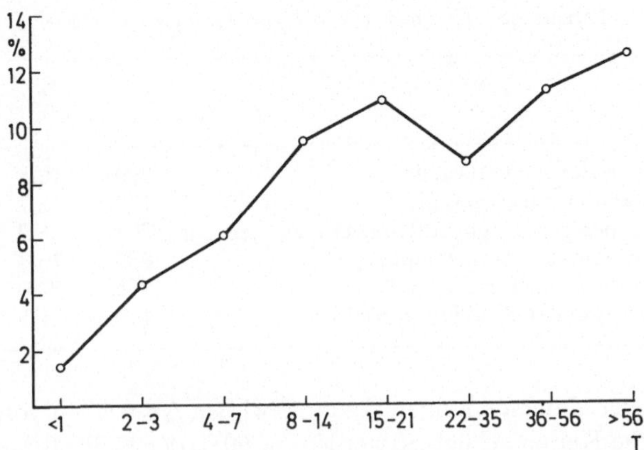

Abb. 25. Korrelation zwischen Thrombosehäufigkeit und Liegedauer

Die Korrelation zwischen *Häufigkeit thrombotischer Veränderungen* und *Liegedauer* ist auf Abbildung 25 dargestellt. Es zeigt sich, daß bereits nach 2–3 Tagen über 4% der Patienten eine thrombotische Veränderung nachweisen lassen, wenn man nach einer solchen sucht. Im Zeitraum zwischen 4–7 Tagen wird die mittlere Häufigkeit erreicht, bei Liegedauern von über 1 Monat weisen rund 13% aller Patienten eine Thrombose in der Kathetervene auf.

Klinisch manifeste Lungenembolien, die auf eine katheterbedingte Thrombose zurückzuführen waren, *traten in unserer Studie nicht auf.*

3. Infektionen beim Cava-Katheter. Mit fünf Nummern unseres Codeblattes versuchten wir Angaben über Infektform und – häufigkeit zu erhalten. Die klinischen Beurteilungskriterien waren *Hautreizung* oder *Infekt* an der Eintrittsstelle und *entzündliche* resp. *infektiöse Veränderungen* entlang der *Kathetervene.* Die in der Einleitung erwähnten bakteriologischen Institute haben für unsere Studie insgesamt *3964 bakteriologische Untersuchungen* ausgeführt, wobei sich diese Zahl aufteilt in 1768 Untersuchungen der Spitze, 1158 der Hauteintrittsstelle und 1038 solche der Katheterspülflüssigkeit. Die einführende Übersichtstabelle [38] gibt die absolute Zahl der positiv angegebenen Befunde auf die durchgeführten Beurteilungen und Untersuchungen sowie die entsprechenden Prozentzahlen. *599 Patienten oder 18,5%*

wiesen an der Eintrittsstelle eine Reizung auf, zu einem klinischen *Infekt* an dieser Lokalisation kam es in *120 Fällen oder 3,7%*. Die der Beurteilung zugängige *Kathetervene* war *201 mal oder in 6,2% entzündet*. 289 mal oder in 16,3% fiel die *bakteriologische Überprüfung* der *Katheterspitze positiv* aus, diejenige der *Eintrittsstelle* 255 mal oder in *22,0%* und schließlich die der *Spülflüssigkeit* 119 mal (*11,5%*).

Tabelle 38. *Entzündung und Infekt beim Cava-Katheter*

	N	%	*N* beurteilt
Hautreizung an der Eintrittsstelle	599	18,5	3239
Klin. Infekt an der Eintrittsstelle	120	3,7	3239
Entzündung oder klin. Infekt entlang der Kathetervene	201	6,2	3239
Pos. Bakteriologie der Katheterspitze	289	16,3	1768
Pos. Bakteriologie der Eintrittsstelle	255	22,0	1158
Pos. Bakteriologie der Spülflüssigkeit	119	11,5	1038

In 40% der Untersuchungen konnten bei den Abstrichen von Haut und Spitze gleiche Keime gezüchtet werden, in 60% der Fälle stimmte das Ergebnis der bakteriologischen Untersuchungen nicht überein. Die Zahlen der bakteriologischen Kontrollen der Spülflüssigkeit gegenüber der Spitze lauten auf 55% mit Übereinstimmung und 45% mit einer anderen Keimbesiedlung.

Tabelle 39. *Infektion an der Kathetervene*

Infekt	*N*	%
Oberflächliche Vene	169	5,2
Tiefe Vene	21	0,6
Oberflächliche und tiefe Vene	9	0,3
Anderes	2	0,1
Insgesamt	201	6,2

Die *klinisch diagnostizierten Infektionen entlang der Kathetervene* teilen sich in 169 oder 5,2% der gesamten beurteilten Fälle oberflächliche Venenentzündungen und 21 oder 0,6% in tiefe Venenentzündungen auf. In 0,3% waren oberflächliche und tiefe Venen gemeinsam betroffen (Tab. 39).

Tabelle 40 gibt einen Überblick über die *von der Katheterspitze gezüchteten Keime*. Haemolytische Staphylococcen stehen dabei mit 22,4% im Vordergrund, gefolgt von Staphyloccus albus (19,5%) und E. coli mit 12,8%. Die

Beteiligung von Proteus, Pilzen, Pseusomonas und Streptococcen an den Katheterspitzeninfekten liegt zahlenmäßig nicht weit auseinander. In nur 9 Fällen oder 3% wurde eine Mischflora gezüchtet.

Tabelle 40. *Von der Katheterspitze gezüchtete Keime*

Keime	*N*	%
Staphylococcus aureus	68	22,4
Staphylococcus albus	59	19,5
E. Coli	39	12,8
Proteus	26	8,5
Pilze	20	6,6
Pseudomonas	18	5,9
Streptococcen	17	5,6
Mischflora	9	3,1
Andere Keime	46	15,1

Die *Zusammenhänge zwischen den Infektionen am Katheter* und *Infektionen in anderen Organen* sind auf Tabelle 41 zu ersehen. In weniger als 10% wies die Katheterspitze den gleichen Keim auf wie ein gleichzeitig bestehender Urininfekt, die gleiche Relation gilt auch für Luftwegsinfekte. Bei septischen Patienten wiesen 14 eine gleiche bakteriologische Besiedlung des Katheters auf wie die Blutkultur, 22 dagegen andere.

Tabelle 41. *Infekte–Bakteriologie Katheter*

Infekt	*N*
a) *Urininfekt*	
klin. Infekt, keine Bakteriologie	134
Wachstum gleich wie Katheter	17
Wachstum anders als Katheter	214
b) *Luftwegsinfekt*	
klin. Infekt, keine Bakteriologie	169
Wachstum gleich wie Katheter	21
Wachstum anders als Katheter	238
c) *Sepsis*	
klin. Sepsis, keine Bakteriologie	58
Wachstum gleich wie Katheter	14
Wachstum anders als Katheter	22

Zur Ermittlung von Faktoren, die einen Infekt am Cava-Katheter begünstigen können, wurden alle möglichen Variationen mit 2- und 3-dimensionalen elektronischen Auswertungen durchgerechnet: *Eine klinisch manifeste Hautreizung* steht nach unseren Ermittlungen in *keinem Zusammenhang* mit Alter, Geschlecht, Diabetes, Uraemie, Schock, vorbestehender Sepsis, anderen Infekten, allgemeiner Gabe von Antibiotica und Antiokoagulantien, vom Einlegeort, der Anzahl vorangegangener Punktionen, der Lage der Katheterspitze und Katheterspülungen.

Zwischen *Infektion an der Eintrittsstelle* (klinische Beurteilung) und Alter, Diabetes, Uraemie, Schock, vorbestehender Sepsis und anderen Infektionen, Antibioticatherapie, Anzahl Punktionen, Lage der Katheterspitze und Spülbehandlungen besteht kein Zusammenhang. Die klinisch nachgewiesenen Infektionen entlang der Kathetervene haben keine Beziehung zu den gleichen Faktoren wie der Hautinfekt.

Die bakteriologischen Untersuchungen ergaben gegenüber den klinischen Untersuchungen vermehrte Abhängigkeit von verschiedenen Faktoren:

Kein Zusammenhang konnte zwischen *positiver Bakteriologie* der *Katheterspitze*, dem Alter, Antibioticabehandlung und anderen Infekten nachgewiesen werden. Die *positiven Hautabstriche* ließen *einen Zusammenhang* mit Alter, Schock, Antibioticatherapie, anderen Infekten, Lage der Katheterspitze und Spülbehandlungen *vermissen*. Die *Spülbakteriologie* schließlich stand in *keiner Relation* zum Alter, dem Allgemeinzustand, Diabetes, anderen Infekten, Antibioticabehandlung und Position der Katheterspitze.

Diese Auswertung läßt somit erkennen, daß keine Abhängigkeit der bakteriologisch nachgewiesenen Katheterinfektionen sowie der klinisch manifesten entzündlichen Erscheinungen von allgemeinen Faktoren wie Alter, Geschlecht, vorbestehenden, zu Infektionen disponierenden Leiden, wie Diabetes, besteht. Klinisch bedeutungsvoll erscheint die Tatsache, daß eine allgemeine antibiotische Therapie, die während dieser Studie nicht zur Infektionsprophylaxe für den Cava-Katheter, sondern wegen einer anderen infektiösen Krankheit verabreicht wurde, keinen Einfluß auf die Häufigkeit der Katheterinfekte hatte.

In der Folge soll versucht werden, anhand der Faktoren, die eine Entzündung, einen klinischen oder bakteriologisch nachweisbaren Infekt beim Cava-Katheter beeinflussen, Möglichkeiten der Infektprophylaxe bei diesem Vorgehen zu erarbeiten:

Die Tabelle 42 enthält die Resultate unserer 2-dimensionalen Auswertungen, die *einen Zusammenhang zwischen einzelnen Faktoren* und *klinischen sowie bakteriologisch nachgewiesenen Infektionen aufweisen:*

Auf dieser Übersicht sind in horizontaler Richtung die klinischen Manifestationen und die Ergebnisse der bakteriologischen Untersuchungen aufgetragen, in der vertikalen die dagegen ausgewerteten Faktoren. Prozentzahlen sind nur eingetragen, wenn ein Zusammenhang nachgewiesen werden konnte oder ein solcher wahrscheinlich ist. Ein Strich in den entsprechenden Feldern dagegen bedeutet, daß die Zahlen zu klein sind, um einen Unterschied nachweisbar zu machen, oder, daß kein solcher besteht. Ausgehend vom Allgemeinzustand, von vorbestehendem Diabetes oder Uraemie sowie bei vorbestehender Sepsis können praktisch nur bakteriologische Unterschiede erhoben werden. Immerhin steigt bei einer bestehenden *Uraemie* die Anzahl der positiven Hautabstriche von 8,6 auf 16,1% und die positiven Spülbakteriologien von 10,7 auf 21,7%. Bei *tracheotomierten* oder *intubierten* Patienten finden sich ebenfalls massive Anstiege der positiven bakteriologischen Befunde gegenüber nicht tracheotomierten oder intubierten Patienten. Besteht beim Einlegen des Katheters ein *hypovolaemischer* oder *infektöser Schockzustand* oder eine *Sepsis*, so steigt die Zahl der bakteriologisch nachgewiesenen Katheterinfekte erheblich an.

Bei *vorbestehenden Hautveränderungen* scheint sich das Infektrisiko beim Cava-Katheter zu erhöhen, die entsprechenden Vergleichszahlen fallen jedoch zu klein aus, um dies zu beweisen.

Für das verwendete Kathetermaterial bestehen bei allen der 6 untersuchten Kriterien Zusammenhänge: Die geringste Infektquote verursacht der kurze Intracath, gefolgt vom langen Intracath und anderem PVC-Material. Anderes PVC-Material verursacht gegenüber dem kurzen Intracath je nach dem beobachteten Kriterium 2–12mal mehr infektiöse Erscheinungen. Die Erhöhung der Infektzahl bei Verwendung eines langen Intracaths gegenüber dem kurzen Modell kann nicht materialabhängig sein, der Zusammenhang scheint viel eher durch die Wahl der Eintrittsstelle verursacht zu sein. Bei der *Punktion* aller Zugangsstellen finden wir in 13,5% Hautreizungen, bei der *Venenfreilegung* 33,2%. Die entsprechenden Zahlen für Hautinfektionen lauten: 1,4 bzw. 13,5%, diejenigen für den Veneninfekt 3,4 bzw. 17,5%. Die bakteriologischen Untersuchungen von *Katheterspitze*, der *Eintrittsstelle* und der *Spülflüssigkeit* bestätigen das Resultat der klinischen Beurteilung: Bei perkutaner Applikation des Cava-Katheters liegen die positiven Hautabstriche bei 20,4%, bei der Venenfreilegung dagegen bei 35,9%.

Die Abhängigkeit der klinisch und bakteriologisch aufgetretenen Infektionen von der *Beobachtung steriler Bedingungen* beim Einlegen des Cava-Katheters kann nur anhand einer einzigen Korrelation, nämlich der klinisch diagnostizierten Veneninfekte, nachgewiesen werden und auch hier nicht überzeugend: Beim vorschriftsmäßigen Einlegen des Katheters (Tragen von Maske und Handschuhen, Abdecken der Punktionsstelle) treten in 1,6% der Fälle Zeichen einer Infektion auf, ohne steriles Abdecken sind es 1,8% und ohne Maske und Handschuhe 2,4%. Die Zunahme der Infektionsquote durch das Weglassen von sterilen Abdecktüchern und das Tragen von Maske und Handschuhen erscheint klein, in allen übrigen 2- und 3-dimensionalen Vergleichsuntersuchungen ließ sich ein Zusammenhang vollständig vermissen.

Tabelle 42. *Faktoren, die Entzündung, klinischen und bakteriologisch nachgewiesenen Infekt beim Cava-Katheter beeinflussen (in %)*

Faktoren	Hautreizung	Hautinfekt	Veneninfekt	pos. Bakteriologie Spitze	Haut	Spülung
1. guter AZ	16,2	2,2	—	12,1	11,8	—
reduzierter AZ	22,0	5,5	—	19,4	14,3	—
2. ∅	—	—	—	16,0	8,6	10,7
Diabetes	—	—	—	16,1	8,9	17,4
Uraemie	—	—	—	27,3	16,1	21,7
3. ∅	—	—	—	14,2	12,9	9,7
Tracheotomie/Intubation	—	—	—	26,9	17,5	28,4
4. *Schock :* ∅	—	—	6,4	16,0	13,3	10,7
hypovolaem. Schock	—	—	8,1	18,4	17,0	19,0
infektiöser Schock	—	—	12,3	32,3	31,6	27,5
5. *Sepsis :* ∅	—	—	—	15,2	15,2	11,0
vorbestehende Sepsis	—	—	—	32,8	33,8	36,4
6. *Haut :* unauffällig	18,4	3,6	6,4	16,2	21,0	11,5
infektiös	30,4	13,0	13,6	33,3	28,6	14,3
Verbrennung	28,6	14,3	—	—	—	—
septische Drainage	33,3	—	—	—	—	—
7. *Kathetermodell :*						
Intracath ® kurz	7,4	0,5	1,7	8,2	13,1	6,1
Intracath ® lang	22,5	2,3	6,2	17,7	21,3	12,2
Anderes PVC	21,8	6,2	9,4	20,7	24,8	25,8
8. *Einlegemodus :*						
perkutan (Punktion)	13,5	1,4	3,4	15,8	20,4	10,4
Venenfreilegung	33,2	13,5	17,5	18,8	35,9	20,1
9. Sterilität beim Einlegen	—	—	—	—	—	—
10. *Hautzustand vorbestehend :* ∅	17,6	3,6	5,7	16,2	21,3	—
Thrombose	28,6	3,6	—	21,4	—	—
Phlebitis	57,1	4,3	30,8	51,1	25,0	—
Trauma	26,8	2,7	—	19,4	—	—
Ödem	31,2	—	—	—	—	—

Tabelle 42 (Fortsetzung)

Faktoren	Hautreizung	Hautinfekt	Veneninfekt	pos. Bakteriologie Spitze	Haut	Spülung
11. *Vorangegangene Katheter :* ∅	17,6	3,8	6,1	15,9	21,6	11,0
zentraler Katheter	—	—	—	—	—	—
peripherer Katheter	44,7	5,3	18,7	34,8	43,8	31,3
Nadel	30,6	—	—	—	—	16,7
12. *Vorangegangene Punktionen*						
1	—	—	—	15,0	19,4	12,7
2	—	—	—	19,2	—	—
3	—	—	—	33,3	37,6	33,3
4	—	—	—	40,0	50,5	—
13. *Zugang :*						
vena jugularis externa	13,4	1,8	5,0	14,4	12,3	9,3
vena subclavia	5,4	0,5	0,6	18,2	21,3	10,4
vena basilica	26,8	6,0	10,0	15,4	25,1	10,5
Andere	29,8	—	—	21,7	22,5	40,6
14. *Pflege :*						
Verband-∅	20,3	4,2	—	32,2	39,4	22,1
Verband-Nobecutan ®	22,8	4,5	—	27,7	28,9	15,1
Verband-Polybactrin ®	16,9	4,2	—	8,3	11,9	7,5
15. *Katheterspülung :*						
Keine	—	—	—	23,8	—	18,6
+ Spülung	—	—	—	10,8	—	9,3
16. *Zustand Katheter :*						
Durchgängig	16,3	3,5	6,3	14,7	20,0	8,9
Nicht durchgängig	45,4	7,0	11,5	29,4	35,1	21,7
17. *Zustand Eintrittsstelle :*						
Reizlos	—	—	1,3	12,9	16,8	—
Hautreizung	—	—	19,5	28,0	37,5	—
Infekt	—	—	—	38,0	72,7	—
18. *Thrombose :* ∅	16,2	2,0	3,7	15,6	20,0	10,3
Thrombosen	54,6	30,0	47,5	27,0	40,5	29,7

Vorbestehende Thrombosen, *Phlebitiden* oder *traumatische Schädigungen* im Einlegegebiet oder entlang der Kathetervene dagegen *beeinflussen die Infektionshäufigkeit in vermehrtem Maße*. Ebenso scheint ein Zusammenhang zwischen *Infektionsrate* und *vorangegangenen Kathetern* zu bestehen, indem insbesondere ein vorangegangener peripherer Venenkatheter eine Zunahme der infektiösen Erscheinungen bewirkt. Das Gleiche gilt für iatrogene *Traumatisierung des Zuganggebietes*, dargestellt am Zusammenhang zwischen vorangegangener Punktionen und Infektionsquote.

Eine Diskrepanz findet sich bei der Beurteilung der Abhängigkeit von Infektionen gegenüber der Kathetereintrittsstelle: Bei den klinischen Beurteilungskriterien weist der Subclavia-Katheter die geringste Infektquote auf, gefolgt vom Jugularis-Katheter. Die bakteriologischen Untersuchungsergebnisse ergaben jedoch für den Jugularis-Katheter die niedrigste Zahl der positiven Befunde, der Subclavia-Katheter folgt erst an 2. Stelle. *Eindeutig häufiger* traten sowohl *klinisch* wie *bakteriologisch* verifizierte *Infektionen beim Basilica-Katheter* auf, die größte Infektionsquote zeigen jedoch die anderen Zugänge.

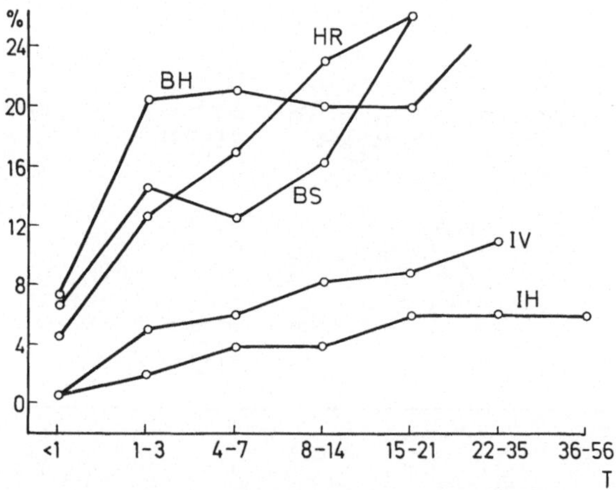

Abb. 26. Korrelation zwischen Infekthäufigkeit und Liegedauer. HR = Hautreizung; IH = Infekt Haut; IV = Infekt Vene; BH = Bakteriologisch positiver Hautabstrich; BS = Bakteriologisch positiver Abstrich von der Katheterspitze

Der *Zusammenhang* zwischen *Infektion* und *Liegedauer* ist auf Abbildung 26 graphisch dargestellt: Sämtliche Kriterien stimmen bei diesem Faktor überein, es kommt mit zunehmender Liegedauer zur Häufung der Hautreizung, der Hautinfektion, der Entzündung entlang der Kathetervene und der positiven bakteriologischen Kulturen von Abstrichen der Katheterspitze, der Haut und der Katheterspülflüssigkeit. Die Zahlen für die Hautreizung sowie für die positiven Bakteriologien der Eintrittsstelle stimmen dabei überein, die positiven Bakteriologien der Spitze liegen im gleichen Bereich, während die Infektionen der Vene und der Eintrittsstelle, klinisch beurteilt, deutlich kleinere Zahlen ergeben, ihr Anstieg ist aber bei zunehmender Liegedauer deutlich nachweisbar.

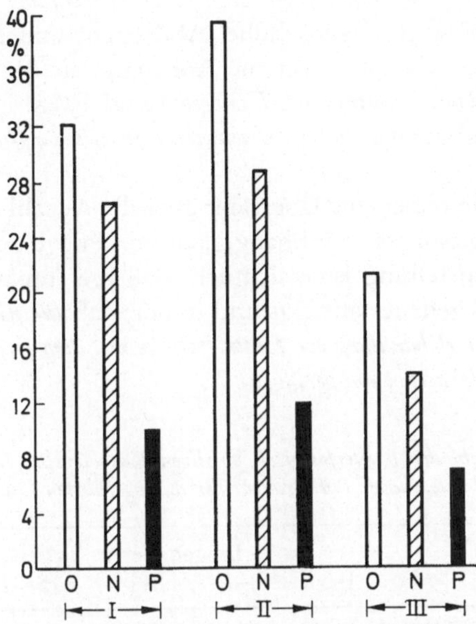

Abb. 27. Positive Bakteriologie unter verschiedener Behandlung der Kathetereintrittsstelle. I = Hautabstrich; II = Abstrich Katheterspitze; III = Spülflüssigkeit; O = Steriler Verband; N = Verbandspray (Nobecutan); P = Breitspektrum-Antibiotikum-Spray (Polybactrin)

Ebenso eindeutig wie die Abhängigkeit der Infektionshäufigkeit von der Liegedauer erweist sich der Zusammenhang zwischen *Infektionsquote* und *Katheterpflege*: Bei Verwendung von sterilen Verbänden ohne Pflegezusatz sind 32,2% der Hautabstriche, 39,4 % der Katheterspitzen und 22,1% der Spülflüssigkeiten kontaminiert. Bei Verwendung *steriler Verbände* und Abdecken der Kathetereintrittsstelle mit *Nobecutan* betragen die entsprechenden Zahlen 27,7 (Spitze),28,9 (Haut) und 15,1% (Spülung). Die Behandlung der Kathetereintrittsstelle mit einem Breitspektrum-Antibioticum (Polybactrin) vermag die Infektionsrate an der Katheterspitze auf 8,3%, diejenige der Hautabstriche auf 11,9 und der Spülflüssigkeit auf 7,5% zu senken. Diese Resultate sind auf Abbildung 27 graphisch zusammengefaßt. Die häufige *Spülung* des Cava-Katheters beeinflußt zwar nur 2 der aufgeführten *Kriterien*, es sind dies die bakteriologisch positiven Zahlen der Spitzenabstriche und der Spülflüssigkeiten, die aber bezeichnend für diese Behandlung sind.

Weitere Abhängigkeit zwischen Häufigkeit der Infektion am Katheter und Zustand des Katheters bei Entfernung, der Eintrittsstelle und klinisch manifesten Thrombosen sind nachweisbar, die entsprechenden Zahlen sind auf Tabelle 42 eingetragen. In 24 3-dimensionalen elektronischen Auswertungen konnten die aufgeführten Befunde bestätigt werden: Es fand sich in *keiner der aufgeführten Ableitungen* eine *Übereinstimmung* zwischen *Sterilität* beim Einlegen (Maske, Handschuhe, Abdecken) und *Häufigkeit der aufgetretenen Infektionen.* Dagegen war die Abhängigkeit der *Infektionsquote* von *Pflege* und *Liegedauer* sowie vom *Einlegeort* und *Pflege* sowie *Einlegeort* und *Liegedauer* immer nachweisbar und zwar *für jeweils sämtliche 6 Beurteilungskriterien.*

Die Tabelle 43 bietet eine Übersicht über die Anzahl der bakteriologisch positiven Katheterspitzen in Abhängigkeit von Pflege und Liegedauer: Aus dieser Zusammenstellung ist ersichtlich, daß die Infektionshäufigkeit mit zunehmender Liegedauer ansteigt und ferner, daß *für jeden Zeitpunkt die Infekthäufigkeit unter Behandlung der Eintrittsstelle mit dem Breitspektrum-Antibioticumpräparat Polybactrin am geringsten ist.*

Tabelle 43. *Anzahl der bakteriologisch positiven Katheterspitzen in Abhängigkeit von Pflege und Liegedauer (in Prozent der durchgeführten Untersuchungen)*

Pflege	Liegedauer in Tagen						
	<1	1–3	4–7	8–14	15–21	22–35	>36
∅	5,4	20,4	21,0	20,0	27,2	16,8	40,0
Nobecutan	6,1	16,6	12,9	13,0	27,0	23,2	19,3
Polybactrin	0,4	2,9	4,4	5,9	9,7	8,5	11,1

Die Tabelle 44 als weiteres Beispiel einer 3-dimensionalen Auswertung gibt die Anzahl der bakteriologisch *positiven Hautabstriche* in Abhängigkeit von *Pflege* und *Einlegeort.* Besteht die Katheterpflege lediglich aus Verbandwechseln, so weist die vena jugularis externa in 20,8% der durchgeführten Untersuchungen positive Hautabstriche auf, die vena subclavia in 48,2%

Tabelle 44. *Anzahl der bakteriologisch positiven Hautabstriche in Abhängigkeit von Pflege und Einlegeort (in Prozent der durchgeführten Untersuchungen)*

Pflege	Einlegeort		
	vena jugularis externa	vena subclavia	vena basilica
∅	20,8	48,2	40,3
Nobecutan	20,0	27,8	48,6
Polybactrin	9,0	6,3	18,0

und die vena basilica in 40,3%. Verwendet man zur Pflege den Verband-Spray Nobecutan, lauten die entsprechenden Zahlen 20,0%, 27,8% und 48,6%. Das Breitspektrum-Antibioticum Polybactrin vermag die Infekthäufigkeit der Hautabstriche für die Jugularis externa auf 9%, die der Subclavia auf 6,3% und der Basilica auf 18,0% zu senken. Zwei Tatsachen werden durch diese Auswertung bestätigt, nämlich, daß die Lokalbehandlung mit einem Antibioticum-Spray effektvoll ist und daß die vena basilica von den 3 Zugängen am stärksten infektgefährdet ist.

In einem einzigen Fall trat klinisch eine auf den Cava-Katheter zurückzuführende Sepsis auf:

Fall 20/60092, V. H., 1948

Am 14. 2. 1970 erlitt der Patient einen Verkehrsunfall, bei dem er sich folgende Verletzungen zuzog:

Schädelbasisfraktur, Gesichtschädelverletzungen (Le Fort III), Liquorfistel, Ulnafraktur rechts, schwere Fußwurzeldistorsion mit Knochenaussprengung links, hohe Außenknöchelfraktur rechts, Fraktur des rechten Cuboids, offene Trümmerfraktur im Bereiche des Metatarsale II und III, massive Prellungen, Haut-, Platz- und Schürfwunden, Amaurose.

Am 15. 2. 1970 wurde ein Cava-Katheter von der linken vena basilica aus eingelegt. Bereits Anfang März fielen erhöhte Temperaturen auf.

Am 9. 3. 1970 wurde der Venenkatheter entfernt, da er völlig thrombosiert war und sich eine Schwellung im Bereich der linken vena subclavia zeigte.

Im Anschluß daran erfolgte die Einlegung eines Femoralis-Katheters rechts.

Im weiteren Verlauf kam es trotz massiver antibiotischer Therapie zu septischen Temperaturen bis 41° C.

Am 30. 3. 1970 wurde der Femoraliskatheter entfernt, die bakteriologische Untersuchung der Katheterspitze ergab *Sproßpilze*.

Eine am 8. 4. 1970 angesetzte Blutkultur zeigte ebenfalls *Sproßpilze* (*Sepsis*).

Außerdem waren seit 1. 4. 1970 *bronchopneumonische Infiltrationen* zu erkennen. Der internistische Konsiliarius hielt eine Pilzinfektion für sehr wahrscheinlich. Die Therapie erfolgte mit Bactrim-Kps.

Schließlich erfolgte die Übernahme in die Med. Klinik, wo Sepsis und Pneumonie erfolgreich behandelt werden konnten.

III. 5. Komplikationen des Cava-Katheters, nachgewiesen bei der Autopsie

Es wurden insgesamt *373 Autopsien* bei Cava-Katheterträgern durchgeführt. Bei der Sectio lag der Katheter in 158 oder 43,6% der Fälle in situ, bei 124 oder 33,9% war er kurz vor dem Exitus und in 91 oder 23,5% bereits seit längerer Zeit entfernt worden. Die Beurteilung der Lage der Katheterspitze ergab in 95% eine korrekte Position in der vena cava superior.

Die Tabelle 45 gibt eine Übersicht über die Komplikationen beim Cava-Katheter, die durch die Autopsie verifiziert werden konnten. *80 Fälle wiesen Thrombosen auf*, wovon eine dieser Veränderungen nach Ansicht des Pathologen am exitus letalis des Patienten beteiligt war. Nur 9 Fälle zeigten nachweisbare infektiöse Veränderungen im Bereiche des Cava-Katheters. *Septische Thrombosen* oder *Endocarditis* traten 3mal auf, 2mal war diese Affektion am letalen Ausgang beteiligt. Daneben findet sich *1 Gefäßperforation* und in 2 Fällen traten *Herzwandschädigungen* auf.

Tabelle 45. *Komplikationen beim Cava-Katheter, durch Autopsie verifiziert (373 Autopsien)*

Komplikationen	*N*	Nach Ansicht des Pathologen am Exitus beteiligt
Thrombosen	80	1
Infekte	9	0
Sept. Thrombosen, Endocarditis	3	2
Gefäßperforationen	1	0
Herzschädigungen	2	0

Die autoptisch verifizierten *Thrombosen* teilen sich auf in *29 oberflächliche, 18 tiefe Venenthrombosen, 26mal war eine irrelevante Cava-Thrombose, 1mal eine relevante Cava-Thrombose* und 6mal Kombinationen oder andere thrombotische Veränderungen nachweisbar. Die Gesamtzahl der thrombotischen Veränderungen mit 80 macht 24,4% der Autopsiefälle aus (Tabelle 46).

Tabelle 46. *Autoptisch verifizierte Thrombosen beim Cava-Katheter (373 Autopsien, beurteilte Fälle 328)*

Lokalisation	*N*	%
1. oberflächliche Vene	29	8,84
2. tiefe Vene	18	5,49
3. irrelevante Cava-Thrombose	26	7,93
4. relevante Cava-Thrombose	1	0,30
5. 1+2+3	2	0,61
6. 1+2+3+4	2	0,61
7. Anderes	2	0,61
Insgesamt	80	24,40

Die Abbildungen 28 und 29 zeigen autoptisch nachgewiesene Umscheidungsthrombosen am Katheter, wobei die Veränderungen, die auf Abbildung 28 wiedergegeben sind, eine mitbeteiligende Todesursache darstellen, diejenigen auf Abbildung 29 keine Beeinflussung des Verlaufes mit sich brachten.

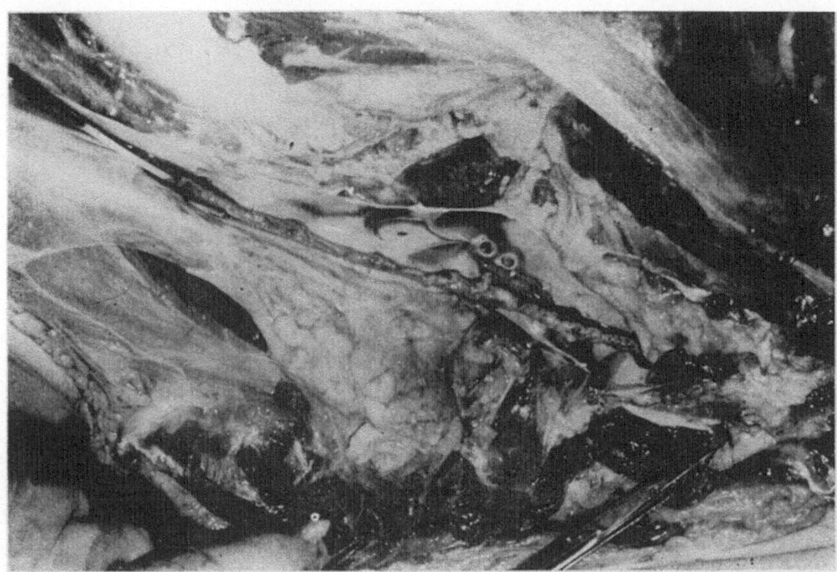

Abb. 28. Autoptisch nachgewiesene Cava-Thrombose bei liegendem Cava-Katheter

Bei der Auswertung der autoptisch verifizierten Komplikationen gegenüber den verschiedenen Faktoren konnten wegen zu kleiner Zahlen keine signifikanten Zusammenhänge nachgewiesen werden. Immerhin scheint auch hier eine *Abhängigkeit* der *Thrombosehäufigkeit* von der *Kathetereintrittsstelle* zu bestehen, ließen sich doch in 25% der Jugularis-Katheter, in nur 10% der Subclavia-Katheter und in 40,6% der Basilica-Katheter thrombotische Veränderungen nachweisen. Signifikante Infektionen fanden sich anläßlich der Autopsie beim Jugularis-Katheter in keinem Falle, beim Subclavia-Katheter in 2 Fällen und beim Basilica-Katheter in 7 Fällen.

In 3 Fällen stellte der Obduzent eine Beteiligung der Katheterkomplikation am exitus letalis fest:

Fall 21/50076, T. J., 1932 (Abb. 28)

Der 37-jährige Patient litt an einem Tetanus, ausgehend von einer Verletzung an der Großzehe. Anfangs bestand nur eine geringgradige Nackensteifigkeit mit einem angedeuteten risus sardonicus. Die Wundexzision an der Großzehe wurde in Lokalanaesthesie durchgeführt. Im weiteren Verlauf nahm die Tetanussymptomatologie zu, so daß der Patient intubiert, schließlich tracheotomiert und an den Engström-Respirator angeschlossen werden mußte. Am 18. 9. 1969 wurde nach einer erfolglosen Punktion an der Jugularis externa rechts ein rechtsseitiger Basilica-Katheter eingelegt.

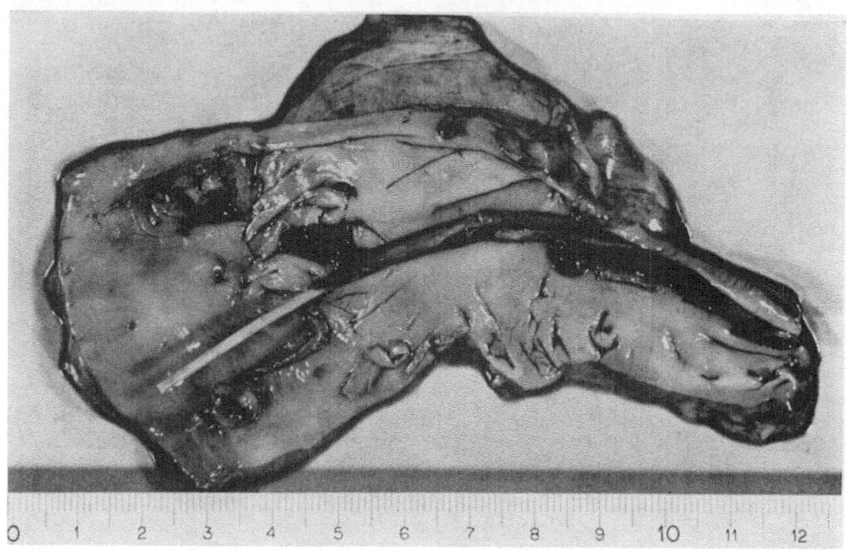

Abb. 29. Autoptisch nachgewiesener Umscheidungsthrombus bei Cava-Katheter

In der Folge kam es zu einer Schwellung des Armes und zu einer massiven Pneumonie. In der Folge wurde der Cava-Katheter entfernt und auf der anderen Seite ein neuer eingelegt. Bei einem bronchoskopisch durchgeführten Absaugen kam es zu einem Herzstillstand, der zwar zunächst erfolgreich reversibel gestaltet werden konnte, doch schließlich kam der Patient noch am gleichen Tage ad exitum.

Bei der Autopsie fand sich im Bereiche beider Oberarmvenen thrombotisches Material, auf der linken Seite war die Thrombose weiter fortgeschritten, sie reichte über die vena axillaris bis in die vena subclavia, cava superior und ansteigend in die vena jugularis. Daneben fanden sich aber auch Thrombosen in den tiefen Wadenvenen sowie in der vena hypogastrica links bis in die Iliaca externa hineinreichend. In den Lungen waren anaemische Infarkte vorhanden.

Nach der Beurteilung des Pathologen war in diesem Falle die Cava-Thrombose am Tode des Patienten mitbeteiligt.

Fall 22/80064, H. A., 1911

Die 68-jährige Frau war wegen einer Pankreatitis und Cholecystitis hospitalisiert. Am 26. 12. 1969 wurde eine venae sectio am rechten Unterarm durchgeführt, der Katheter mußte 4 Tage später wieder entfernt werden, da es zu einem Verschluß gekommen war.

Eine neue Venenfreilegung erfolgte am linken Unterarm, wobei die Spitze des Katheters im oberen Hohlvenensystem nachgewiesen werden konnte. Unter einer klinisch nicht eindeutig zu diagnostizierenden Symptomatologie verstarb die Frau am 4. 1. 1970 im akuten Herz-Kreislaufversagen, für das sich klinisch keine Ursache fand. Die durchgeführte Autopsie ergab als Grundleiden eine Cholelithiasis mit entzündlichen Veränderungen der Gallenblase und einem Stein an der papilla Vateri als Ursache für die Pankreatitis. Zudem war eine frische Pankreasnekrose nachweisbar. Im Hauptstamm der vena portae zum linken Leberlappen hin war eine ältere Thrombose nachweisbar. Die venae sectio-Stelle am linken Unterarm war oedematös verdickt und infiziert. In den Lungen waren multiple septische Infarkte und septische Blutungen bei Zeichen einer Pneumonie nachweisbar.

Da sich kein anderer Anhaltspunkt für die septischen Veränderungen in der Lunge ergab, nahm der Pathologe als Ausgangspunkt die infizierte venae sectio-Stelle an und erachtete diese Komplikation als maßgebliche Beteiligung am Exitus der Patientin.

Fall 23/60049, L. M., 1914

Die 56-jährige Patientin wurde am 3. 2. 1970 in einem auswärtigen Krankenhaus cholecystektomiert. Nach der Operation sei die Patientin nicht wach geworden und hätte eine unzureichende Spontanatmung aufgewiesen. Nach erfolgreicher Reanimation bei eingetretenem Herzstillstand wurde die Patientin in die Universitätsklinik überwiesen. Auf der Intensivpflegestation wurde die vegetative Blockade und Sedierung mit einer lytischen Mischung vorgenommen, dann die Tracheotomie ausgeführt. Unter assistierter Beatmung mit Bird und Bennet-Respiratoren blieb die Ventilation unzureichend. Es wurde schließlich die Vollrelaxierung mit Imbretil und die kontrollierte Beatmung mit dem Engström-Respirator unter Zugabe von Sauerstoff über das Tracheostoma durchgeführt. Durch eine venae sectio im Bereiche der Basilica rechts wurde ein Cava-Katheter eingeführt und die Patientin parenteral ernährt. Am 9. 2. 1970 kam es zu einem akuten irreversiblen Herz- und Kreislaufversagen.

Bei der Autopsie fand sich eine ausgedehnte nekrotisierende und verschorfende Tracheitis mit eitriger Bronchitis. Zustand nach venae sectio im Bereiche der rechten Ellenbeuge und liegendem Cava-Katheter mit Spitze im rechten Vorhof. Es war eine flache, fibrinöse Abscheidungsthrombose im Bereiche des rechten Vorhofendocardes und eine polypöse Endocarditis der Tricuspidalis nachweisbar. In den Lungen fanden sich multiple frische Emboli mit Ausbildung zahlreicher haemorrhagischer Infarkte. Daneben eine akute Pankreatitis und die Zeichen des aktuen Herz- und Kreislaufversagens mit schlaffer Dilatation der Herzventrikel und punktförmigen, subpleuralen Blutungen im Bereiche der Lungenunterlappen.

Auf Grund der erhobenen Befunde, insbesondere der endocarditischen Veränderungen im Bereiche der Tricuspidalklappe und den multiplen kleinen Lungenembolien nimmt der Pathologe eine, wenn auch nur unwesentliche, Mitbeteiligung der Cava-Katheterkomplikation am exitus letalis dieser Patientin an.

Bei den übrigen Fällen mit schweren Komplikationen durch den Cava-Katheter wurde von den Pathologen keine Beteiligung der entsprechenden Komplikationen am Tode des Patienten nachgewiesen:

Fall 24/00032, S. H., 1925

Der 45-jährige Patient wurde wegen eines großen Carcinoms im Bereiche des Pankreas und Quercolons einer Laparatomie unterzogen. Es trat ein septisches Zustandsbild auf, wobei haemolytische Streptococcen kulturell nachgewiesen werden konnten. Bei vorbestehender, bakteriologisch verifizierter Sepsis wurde am 2. 8. 1969 ein Subclavia-Katheter rechts eingelegt. Im weiteren Verlauf kam es zu einer kontinuierlichen Verschlechterung des Zustandes und am 13. 8. 1969 trat der exitus letalis ein.

Bei der Autopsie fanden sich neben septischen Veränderungen in verschiedenen Organen eine Endocarditis, aber auch eine fraglich infizierte Cava-Thrombose.

Da der septische Zustand bereits bakteriologisch nachgewiesen vorbestanden hatte, lehnte der Pathologe einen Zusammenhang von Katheterkomplikation (Cava-Thrombose ohne Embolie) und dem exitus letalis ab.

Fall 25/30096, O. N., 1897

Die 71-jährige Frau litt an Asthma cardiale bei florider Endocarditis und einer Nierenblutung. Am 7. 7. 1969 wurde bei desperatem Allgemeinzustand der Patientin ein Cava-Katheter von der vena subclavia rechts aus eingelegt. Kurze Zeit darauf trat der exitus letalis ein. Bei der Autopsie fand sich eine Verletzung der arteria subclavia, die Katheterspitze lag in diesem Gefäß. Es konnte keine massive arterielle Blutung oder sonst ein Zusammenhang mit dem Eintritt des Todes nachgewiesen werden.

Fall 26/60186, F. J., 1900

Der Patient litt an einem ausgedehnten Bronchialcarcinom mit Lymphknotenmetastasen. Am 8. 5. 1970 wurde ein Cava-Katheter durch die vena jugularis externa links eingelegt, der Patient verstarb 2 Tage später an einem Kreislaufversagen.

Bei der Autopsie fand sich das klinisch nachgewiesene, ausgedehnte Bronchialcarcinom mit ausgedehnten Lymphknotenmetastasen. Daneben war eine massive Dilatation beider Herzventrikel und ein Lungenoedem sowie eine frische Pankreatitis nachweisbar. Der in situ belassene Cava-Katheter lag im rechten Herzen, wobei eine erbsgroße Drucknekrose am lateralen Rand der Tricusspidalklappe nachweisbar war.

In diesem Fall hat ein zu weit vorgeschobener Katheter zu einer Drucknekrose im Bereiche der Tricuspidalklappe geführt. Kein Zusammenhang mit dem exitus letalis.

Fall 27/10030, F. M., 1933

Die 36-jährige Frau litt an einer Phlegmasia coerulea dolens mit multiplen Thrombosen und kam 4 Tage nach Einlegen eines Jugularis-Katheters rechts ad exitum.

Bei der Autopsie fand sich die Cava-Katheterspitze in der vena cava superior, daneben aber eine Wandschädigung im Bereiche des rechten Vorhofes, die keine Beteiligung am fatalen Ausgang haben konnte. Die kleine Wandschädigung im rechten Vorhof dürfte durch die eindringende Katheterspitze verursacht worden sein, wonach der Katheter zurückgezogen wurde und nun bei der Autopsie korrekt in der vena cava superior lag. Auch hier sprach der Pathologe jeglichen Zusammenhang dieser zufällig entdeckten Katheterkomplikation mit dem tödlichen Ausgang ab.

IV. Diskussion

Es besteht bereits eine ansehnliche Zahl von Arbeiten in der Literatur über verschiedene Aspekte des Cava-Katheterismus. Die Mehrzahl befaßt sich mit den Komplikationen, die diesem Vorgehen anhaften. Wir können dabei zwei grundsätzlich verschiedene Gruppen von Publikationen unterscheiden:

1. *Serienzusammenstellungen*, die für einen oder mehrere Zugänge Angaben über die Häufigkeit bestimmter Folgezustände machen und

2. *die Beschreibung besonders schwerer oder seltener Komplikationen*. Die überragende Mehrzahl der Veröffentlichungen berichten demnach über die Folgen des Cava-Katheters unter Benutzung eines bestimmten Zuganges durch eine Arbeitsgruppe.

Wir sahen eine der Hauptaufgaben unserer Studie darin, den einfachsten, sichersten und zugleich risikoärmsten Zugang zur vena cava superior zu erarbeiten. Dazu wurden die Anzahl der Punktionsversuche, die beim entsprechenden Zugang notwendig waren, um den Katheter einzulegen, festgehalten. Daneben berücksichtigten wir auch die möglicherweise vorangegangenen verschiedenen mißglückten Einlegeversuche anderer Lokalisation. Ein weiterer bedeutungsvoller Punkt erschien uns das Ergebnis der radiologischen Überprüfung der Katheterspitze und schließlich die zahlenmäßige Ermittlung von leichten und schweren Komplikationen in Abhängigkeit von Zugang, Katheterpflege und zahlreichen weiteren Faktoren.

In unserem vorwiegend *chirurgischen Krankengut* überwiegen *Patienten zwischen 55 und 75 Jahren* beiderlei Geschlechts, die Zahlen für 15–55 und 75–80-jährige verteilen sich ziemlich regelmäßig, seltener wurden Cava-Katheter bei 0–15 und über 80-jährigen eingelegt.

Es finden sich im Schrifttum kaum Angaben, ob die Indikation zur Applikation eines zentralen Katheters als Wahl- oder Notfalleingriff betrachtet wurde. Unsere Ergebnisse zeigen, daß nur *15,8% der Katheter* in einer dringenden *Notfallsituation* eingelegt werden mußten. Es fehlen in vielen Arbeiten zudem Angaben über vorbestehende Hautveränderungen, den Ort (Lokal), in dem der kleine Eingriff vorgenommen wurde, den Einlegemodus und nicht selten über die „Katheterpflege“ und die Liegedauer. Wir haben diese Tatsachen berücksichtigt, um so die Möglichkeit zu schaffen, die Abhängigkeit der aufgetretenen Komplikationen von diesen Faktoren zu prüfen.

Aus Tabelle 5 ist ersichtlich, daß in der Literaturzusammenstellung die Punktion der vena basilica in 6%, der Jugularis in 15% und der Subclavia in 4% der Fälle nicht möglich war. Wir verzeichneten in unserer Studie in 14,1% mißglückte Punktionsversuche an der Basilica, in 32,5% an der Jugularis und in 27,8% an der Subclacia. Wir glauben kaum, unsere gegenüber den Literaturangaben bedeutend höhere Versagerquote auf die Ungeschicklichkeit unserer Mitarbeiter zurückführen zu müssen. Sie beruht wohl vielmehr auf dem Erfassen jeglichen Versuches auch an derselben Stelle und der vollständigen Registrierung im Sinne einer prospektiven Studie.

Wir erlauben uns deshalb, die Ergebnisse der retrospektiven Arbeiten dahingehend zu korrigieren, daß beim Zugang über die Jugularis in etwas weniger als einem Drittel der Fälle, bei der Subclavia in mehr als einem Viertel und bei der Basilica in über 10% der erste Punktionsversuch mißlingt.

Die Lage der Katheterspitze kann nur radiologisch mit einiger Sicherheit erfaßt werden. Wir stellten in 9,3% (Literatur 8%) beim Zugang über die vena subclavia eine falsche Position der Katheterspitze fest, die entsprechenden Zahlen lauten für die vena jugularis 17,8% (12%) und für die Basilica 16,7% (10%).

Beim Zugang über andere Venen (vorwiegend vena cephalica) sind sowohl mehr mißglückte Punktionsversuche (38,3%) als auch falsche Katheterlagen (40,4%) zu registrieren.

Beim ersten Punktionsversuch konnten wir demnach über die *Jugularis externa in 50%* der Fälle die Katheterspitze in der vena cava superior feststellen, bei Verwendung der *Subclavia in 62,9%* und bei der *Basilica in 69,2%*. Eine korrekte Katheterlage erscheint demnach am einfachsten von der vena basilica aus erreicht zu werden, und zwar auf Grund der technisch einfachen Punktionsmöglichkeit. Die Punktion der Subclavia erweist sich als schwieriger, ist sie aber einmal gelungen, treten am wenigsten Fehllagen auf. Der Zugang über die Jugularis externa erscheint am schwersten zu erreichen, fehlerhafte Positionen der Katheterspitze sind gleich häufig wie bei der Basilica.

Als weitere Faktoren beim Einlegen seien die *Schwierigkeiten beim Vorschieben* und das Steckenbleiben des Katheters erwähnt: Derartige Schwierigkeiten treten beim Jugulariskatheter in 20% bei der Subclavia in *10%*, bei der Basilica in 16% und bei anderen Zugängen in 23% der Fälle auf. Diese Zahlen lassen sich nicht zu den vorhergenannten addieren, da sie in Kombination vorkommen können, sie verändern aber auch die eben gemachten Aussagen nicht: Das lagerichtige Einbringen eines Cava-Katheters über die vena jugularis externa gestaltet sich von den drei gebräuchlichsten Zugängen am schwierigsten, bei der Subclavia und Basilica halten sich die Kombinationen von Punktion, richtiger Katheterlage und Schwierigkeiten beim Vorschieben die Waage. *Andere Zugänge sollten vermieden werden.*

Wie bereits angedeutet, erscheint uns derjenige Zugang am zweckmäßigsten, der bei geringstem Aufwand für „Operateur" und Patienten einen möglichst hohen Anteil an Lagerichtigkeit und die geringste Zahl an Komplikationen aufweist. In der logischen Folge dieser Aussage sind demnach die Komplikationen in Abhängigkeit von den verschiedenen Zugängen zu besprechen. Dabei sollen gleichzeitig die Ergebnisse aus dem Schrifttum mit den Resultaten unserer prospektiven Studie verglichen werden:

Die häufigsten Komplikationen beim Einlegen eines Cava-Katheters sind *Verletzungen von Nachbarorganen*, insbesondere der *arteria subclavia* und der *Pleura*. In der Literatur finden sich beim Subclavia-Katheter in 1,6% der Fälle Verletzungen der Arterie und in 1,21% solche der Pleura. In unserer Serie von 1098 Subclavia-Kathetern lauten die entsprechenden Zahlen 1,0% (Arterie) und 0,82% (Pleura). Wir mußten gegenüber den Angaben aus der Literatur weniger Pleuraverletzungen und insbesondere auch keine Todesfälle durch diese Komplikation (Tabelle 9) in Kauf nehmen. Die Gesamthäufigkeit von Verletzungen der Arteria subclavia liegt demnach bei *1,5*%, diejenige der Pleura bei 1%. Im Schrifttum finden sich zudem 4 Plexusverletzungen, ein Folgezustand, den wir in unserer Serie nie beobachten mußten. Als weitere Komplikation, die, wenn auch in vermindertem Maße, vom Zugang abhängig zu sein scheint, sei die *Gefäßperforation durch die vordringende Katheterspitze* erwähnt (Tabellen 7, 35): Von 9 aus der Literatur zusammengestellten derartigen Folgen fallen 5 auf die Armvenen, 2 auf die Subclavia und 2 sekundäre (nach 2 Tagen bei Kleinkindern) auf die Jugularis. Die beiden Fälle aus unserer Serie betreffen beide den Zugang über die Basilica mit Perforation der vena axillaris.

Hauptkomplikationen beim liegenden Cava-Katheter sind *Thrombosen (Embolie) und Infekte*:

Die Thrombosehäufigkeit (klinisch) liegt in der Literatur bei 8% für die Basilica, 1,3% für die Jugularis und 0,6% für die Subclavia, während 18,5% der Saphena-Katheterträger thrombotische Veränderungen nachweisen lassen. Embolien traten in 0,2% (Basilica), 0% (Jugularis), 0,06% (Subclavia) und 2% (Saphena magna) auf. In unserem Krankengut wurden beim Zugang über die Basilica in 9,7%, bei der Jugularis in 3,4%, bei der Subclavia in 1,4% und bei anderen Venen (vorwiegend Cephalica) in 14,6% thrombotische Veränderungen festgestellt. Es zeigt sich, daß wir gegenüber den entsprechenden Angaben aus der Literatur bei jedem Zugang klinisch mehr Thrombosen erfaßt haben, eine Tatsache, die sich wiederum auf die sorgfältigen Kontrollen bei einer prospektiven Studie zurückführen läßt. Autoptisch haben dagegen die an der Studie beteiligten Pathologen in „nur" 24,4% thrombotische Veränderungen (alle Zugänge) nachweisen müssen, die Häufigkeit in den entsprechenden Literaturangaben beträgt zwischen einem und zwei Drittel der Fälle. Eine mögliche Erklärung für das seltenere Auftreten dieser Komplikation in unserem Krankengut bietet die Tatsache, daß in unserer Studie hauptsächlich silikonisiertes Kathetermaterial Verwendung fand. Von den 3 Patienten, bei denen der Exitus durch den Cava-Katheter mitbedingt war, fanden sich in 2 Fällen Cavathrombosen mit Embolien (einmal bland, einmal septisch). Beide Katheter waren über die *vena basilica* eingeführt worden, einmal durch Punktion, einmal durch Venenfreilegung. Von den drei empfohlenen Zugängen finden sich bei der Basilica klinisch und autoptisch die meisten Thrombosen, gefolgt von der Jugularis externa und der Subclavia. Beim Zugang über die Saphena magna und andere Venen liegt die Thrombose- und Emboliehäufigkeit derart hoch, daß diese Zugänge vermieden werden sollten.

Neben den Zugangsstellen beeinflussen der *AZ*, der *Einlegemodus*, vorbestehende *lokale Veränderungen* der Kathetervene, die *Pflege* und die *Liegedauer* die Häufigkeit *manifester Thrombosierung*. Erstaunlich erscheint uns die Tatsache, daß in unserer Auswertung Alter, Geschlecht, vorbestehende Thrombosen (Beine, Becken) und insbesondere die Verabreichung von Antikoagulantien keinen Einfluß auf die lokale Thrombusbildung am oder um den Cava-Katheter nehmen. Eine prophylaktische Gabe von Antikoagulantien wegen eines Cava-Katheters erscheint demnach sinnlos. Dagegen sollten Zugänge mit vorbestehenden (thrombotischen oder entzündlichen) Veränderungen bei der operativen Venenfreilegung gemieden und darauf geachtet werden, den Katheter durch häufige Spülungen durchgängig zu erhalten.

Im verarbeiteten Schrifttum finden sich bei der *Basilica in 13% entzündliche Venenveränderungen* und in *0,5% eine Sepsis*. Für die *Jugularis externa* lauten die entsprechenden Zahlen *1, 8, respektive 0%*, für die Subclavia *0,2 und 0,2%* und für die Saphena *5,2 und 1,9%*. Wir fanden diese Reihenfolge für die empfohlenen Zugänge in unserer Studie, in der wir zwischen Hautreizung, Hautinfekt und klinischem Infekt entlang der Kathetervene unterschieden, bestätigt, indem beim Basilica-Katheter die entzündlichen Erscheinungen doppelt bis dreimal häufiger waren als beim Jugularis-Katheter und bei diesem wiederum rund drei- bis achtmal häufiger als beim Subclavia-Katheter. Die bakteriologischen Kontrollen dagegen zeigen weniger signifikante Unterschiede für die einzelnen Zugänge.

Dieses Ergebnis läßt die Vermutung zu, daß ein großer Teil der klinisch diagnostizierten Infekte Fremdkörperreaktionen darstellen. Diese Erklärung wird durch die Tatsache gestützt, daß bei der gestellten Diagnose „Infekt an der Kathetereintrittsstelle" „nur" 70% der bakteriologischen Abstriche positiv ausfallen. Immerhin stimmen über 2/3 der klinischen Diagnosen mit dem Resultat der bakteriologischen Untersuchung überein, so daß die Schlußfolgerung, der Basilica-Katheter löse die meisten Infekte und Fremdkörperreaktionen aus, bestehen bleibt. Die einzige klinisch diagnostizierte und bakteriologisch mit Blutkultur und Abstrich vom Katheter verifizierte Sepsis (Soor) in unserer Studie stammt allerdings von einem Patienten, bei dem wegen fehlender anderer Möglichkeiten ein Femoralis-Katheter eingelegt werden mußte.

Auf Tabelle 42 sind die Faktoren zusammengestellt, die entsprechend unserer elektronischen Auswertung die Infektionshäufigkeit beeinflussen. Wir konnten mit 17 verschiedenen Faktoren eine Korrelation herstellen, die wichtigsten sind vorbestehender Hautzustand, Kathetermodell, Einlegemodus, vorangegangene periphere Katheter, Anzahl fehlgeschlagener Punktionen, Zugang und die Katheterpflege. Aus dieser Zusammenstellung lassen sich Schlüsse für das Vorgehen ziehen (vergl. Tabelle 42):

1. Vorgeschädigte Hautstellen sind beim Einlegen eines Cava-Katheters zu meiden.

2. Am wenigsten Infekte verursacht der kurze Intracath-Katheter aus silikonisiertem PVC, logischerweise verbunden mit dem Zugang über die vena subclavia oder jugularis externa.

3. Die Venenfreilegung sollte zugunsten der Punktionstechnik aufgegeben werden.

4. Die Punktion soll atraumatisch erfolgen.

Die Infektionshäufigkeit kann durch sorgfältige Pflege des Cava-Katheters maßgebend reduziert werden (Antibioticumspray!)

Die Infekthäufigkeit steigt mit zunehmender Liegedauer an. Ein Cava-Katheter soll demnach nicht länger als unbedingt erforderlich belassen werden.

Wir haben den Mitarbeitern an der Studie drei verschiedene Möglichkeiten der Katheterpflege offengelassen: Sterile Verbände über der Kathetereintrittsstelle, zusätzliche Anwendung eines Abdecksprays (Nobecutan) und eine solche eines Breitspektrum-Antibioticums-Sprays (Polybactrin).

Die höchsten Zahlen bakterieller Kontamination wurden ohne Spray-Behandlung nachgewiesen, *Polybactrin® vermochte bei allen Beurteilungskriterien die Infekthäufigkeit bedeutend zu senken.* Bei längerliegendem Cava-Katheter erscheint demnach der häufige Verbandwechsel mit Aufbringen von Polybactrin-Spray sinnvoll.

Die allgemeine Gabe von Antibioticis zu therapeutischem, nicht prophylaktischem Zweck hatte unseren Ergebnissen zufolge keinen Einfluß auf die Infekthäufigkeit. Wir konnten zu unserem Erstaunen unter elektronischer Errechnung aller möglicher Korrelationen *keinen Zusammenhang zwischen bakterieller Kontamination und der Sterilität des Operateurs beim Einlegen des Katheters nachweisen.* Weder das Tragen von sterilen Handschuhen, noch eines Mundschutzes konnten entgegen den Resultaten von *Horisberger* (99) eine

Verminderung der bakteriellen Besiedlung der Katheter bewirken. Die Verwendung von sterilen Handschuhen und Maske erscheinen demnach beim Einlegen eines steril verpackten Kathetermodelles (Intracath) nicht unbedingt erforderlich. Voraussetzung bleibt die Beachtung eines sterilen, schonungsvollen Vorgehens und ausgiebige Hautdesinfektion.

Katheterbedingte oder – mitbedingte Todesfälle finden sich in unserer Literaturzusammenstellung in 3,64% der Femoralis-Katheter, 0,33% der Basilicakatheter, 0,12% der Subclavia-Katheter und 0% der Jugularis-Katheter. *Alle unsere* 3 Patienten, bei denen der Cava-Katheter als Mitursache *des exitus letalis betrachtet werden muß, waren solche mit Basilica-Kathetern, zwei davon durch Venenfreilegung eingelegt*!

Von den 853 durch Venaesectio eingebrachten Kathetern waren demnach zwei am Tode des Patienten mitverantwortlich, von den 2386 durch Punktion applizierten dagegen nur einer. *In keinem Falle unserer Studie war ein Jugularis- oder Subclaviakatheter am Tode eines Patienten mitverantwortlich.*

Aufgrund unserer Literaturübersicht und eigener Ergebnisse überblikken wir insgesamt *14291 Cava-Katheterfälle* in Serienzusammenstellungen.

Tabelle 47. *Qualitätsschema der verschiedenen Zugänge (Literatur und eigene Serie = 14292 Fälle)*

Zugang	Punktions-möglichkeit	korrekte Katheterlage	Arterien-verletzungen	Pleura-verletzungen
Basilica	○	●	○	○
Subclavia	◐	○	●	●
Jugularis	●	●	○	○

Tabelle 47. (Fortsetzung)

Zugang	Gefäßperforat. b. Vorschieb.	Thrombosen	Infektionen Hautreizg.	†
Basilica	●	●	●	●
Subclavia	◐	○	◐	◐
Jugularis	○	◐	◐	○

● am meisten Versager bzw. Komplikationen.
◐ zweithäufigste Versager- oder Komplikationsquote.
○ am wenigsten Versager bzw. Komplikationen.

Auf der Tabelle 47 sind die häufigsten Versager resp. Komplikationen in Abhängigkeit der drei heute anerkannten Zugänge zusammengestellt. In diesem Schema finden sich für die vena basilica fünf schwarze Felder (höchste Versagerquote, für die Subclavia 3 1/2 und für die Jugularis 3. Betrachten wir nur die Komplikationen, entfallen auf die Basilica 4 negative Felder, auf die Subclavia deren 3 und auf die Jugularis nur eines. Demnach müßte der Zugang über die vena jugularis praktisch uneingeschränkt empfohlen werden. Tatsache bleibt, daß auch bei der kleinsten Zahl beurteilter Fälle die vena jugularis die geringste Komplikationsrate aufweist. Es kommt jedoch nicht von ungefähr, daß dieser Zugang am wenigsten benutzt wurde, bietet er doch die größten Schwierigkeiten beim Einlegen eines zentralen Venenkatheters. Der Basilicakatheter kommt in unserer Zusammenstellung am schlechtesten weg. Hauptbelastend bei diesem Zugang wirken die größte Thrombose- und Infekthäufigkeit, die gelegentlich am Tode eines Patienten mitbeteiligt sein kann. Wir konnten jedoch anhand unserer Ergebnisse von 1776 Basilica-Kathetern zeigen, daß unter Verwendung von silikonisiertem PVC-Material und unter der Katheterpflege mit Polybactrin Thrombose- und Infekthäufigkeit wesentlich gesenkt werden konnten. Der Subclavia-Katheter verursacht am wenigsten Thrombosen und Infekte, seine Gefahr liegt bei der Punktion selbst. Auch hier konnten wir durch sorgfältige Technik gegenüber den Literaturangaben, niedrigere Komplikationsquoten erreichen. Immerhin liegt die Häufigkeit von Pleuraverletzungen bei 0,8%, sie schwankt je nach Klinik zwischen 0,3 und 3%.

Von den zugangsabhängigen schweren Komplikationen werden vom Jugularis-Katheter am wenigsten verursacht. Bei gut sichtbarer, gestreckter vena jugularis lohnt es sich demnach, an dieser Stelle die Punktion zu versuchen. Im schweren Notfall bietet die Subclavia dagegen mit ihrem weiten und immer offenen Lumen den sichersten Zugang zum klappenlosen Hohlvenensystem. Sorgfältige Überwachung und Pflege, die selbstverständlich auch bei den übrigen Zugängen zur Anwendung kommen soll, vermag die Häufigkeit der thrombotischen und entzündlichen Veränderungen beim Basilica-Katheter zu vermindern. Jeder Cava-Katheter, der eine entzündliche Reaktion an seiner Eintrittsstelle zeigt, ist zu entfernen.

Verletzungen des Herzens oder der herznahen Gefäße sind nicht zugangsabhängig. Im Schrifttum konnten wir 9 Fälle von Herzperforationen auffinden, 7 davon endeten tödlich. Bei 2 von unseren 373 Autopsien fanden sich kleine Druckschäden im rechten Herzen, verursacht durch die Katheterspitze. Solche Veränderungen können bei längerer Liegedauer oder bei Hinzutreten eines Infektes lebensgefährlich werden. Diese Tatsache bekräftigt unsere Ansicht, daß *die Katheterspitze*, die bei der radiologischen Kontrolle *intracardial* liegt, in die Cava superior *zurückgezogen werden soll.*

Flanagan [73] und Levinsky [131] glaubten beide, 1969 die ersten *Luftembolien* beim Cava-Katheter erlebt zu haben. In der Tat waren aber bereits deren 5 beschrieben und zwar durch Indar [103] Baden [11] und Yoffa [219]. Bis heute sind uns 11 derartige Komplikationen bekannt geworden. *Sie können durch Kopftieflage und sichere Konnektion zwischen Infusion und Katheter vermieden werden.*

Ein besonders schwerwiegender Folgezustand des Cava-Katheters ist die *Katheterembolie*, der wir in der Literaturübersicht besondere Bedeutung beigemessen haben (Tabellen 11, 12, 14, 15 und 16). Kann das Katheterende peripher festgehalten werden, gelingt die Extraktion aus der Kathetervene durch einen kleinen chirurgischen Eingriff leicht, wie wir dies an 3 eigenen Fällen nachweisen konnten. *Wird aber das abgebrochene Katheterstück zentral eingeschwemmt, droht Lebensgefahr.* Mit etwas Geschick und Glück kann der Katheter mit einer Zeiss'schen Schlinge aus der oberen Hohlvene oder dem rechten Herzen extrahiert werden (MASSOUMIE, 140; TREDE, 198). Andernfalls wird, insbesondere bei Lokalisation des Fremdkörpers in der arteria pulmonalis, eine Thorakotomie notwendig. Aus unserer Zusammenstellung über 88 Fälle geht eindeutig hervor, daß, wenn der Patient eine Thorakotomie überstehen kann, ein embolisierter Katheter zu entfernen ist, kann doch der Tod als Folge des iatrogenen Fremdkörpers Monate, ja Jahre nach dem Ereignis eintreten. Die aufgeführten Fälle, bei denen der abgebrochene Katheter ohne Therapie belassen wurde, sind meistens viel zu wenig lange beobachtet worden. Wir sind der Ansicht, daß das Ereignis der Katheterembolie viel häufiger ist, als aus der Literatur angenommen werden kann und zahlreiche Fälle nicht beschrieben wurden, da es sich um einen iatrogenen Schaden handelt, der haftpflichtfällig werden kann, wie dies in den USA bereits vorgekommen ist (DICKERSON, 55). Die überragende Mehrzahl von eingeschwemmten Katheterstücken wurde durch die Injektionsnadel abgeschnitten. Diese Möglichkeit kann durch ein von uns entworfenes Kathetermodell vermieden werden, von dem wir hoffen, daß es bald im Handel erscheinen wird. Wir haben bis heute dem Intracath den Vorzug gegeben, sind uns aber darüber einig, daß wir zusammen mit der Industrie weiter am Cava-Katheter arbeiten müssen, um noch sicherere und gewebefreundlichere Modelle zu erhalten.

V. Zusammenfassung und Schlußfolgerungen

Aufgrund einer Zusammenstellung von Seriendarstellungen aus der Literatur erfaßten wir die Komplikationen von *11051 Cava-Kathetern*. Diese Zahl wird ergänzt durch *eigene 3241 Fälle*, die in einer prospektiven Studie während eines Jahres von *9 Kliniken in Deutschland, Österreich und der Schweiz* gesammelt wurden. Die Auswertung der entsprechenden Code-Blätter erfolgte elektronisch:

A) *Bei unserem Krankengut* handelt es sich vorwiegend um chirurgische Fälle, 82,3% davon mußten sich einem, zwei oder mehreren operativen Eingriffen unterziehen. Die Altersverteilung reicht vom Säugling bis zum 100-jährigen mit einem Häufigkeitsmaximum zwischen 55 und 75 Jahren. 76,5% unserer Patienten wiesen beim Einlegen des Katheters einen reduzierten Allgemeinzustand auf, 20% waren herzleidend, 8,1% Diabetiker und 3,3% urämisch, 16,6% tracheotomiert oder länger als 24 Stunden intubiert. Bei 13% der Fälle wurde der Cava-Katheter im Schock eingelegt, 3,1% zeigten eine vorbestehende Sepsis.

B) *Das verwendete Kathetermaterial* bestand zu 97,6% aus PVC, 2386 Katheter (73,6%) wurden durch *Punktion*, 853 (26,3%) durch *Venenfreilegung* eingebracht. Beim Einlegen wurden in über 50% der Fälle sterile Handschuhe und ein Mundschutz getragen; 3 Möglichkeiten der Katheterpflege standen den Mitarbeitern an der Studie offen: *Sterile Verbände, kein Spray* (10,6%), *sterile Verbände, Nobecutan-Spray* (23,6%) und *sterile Verbände in Kombination mit Polybactrin-Spray* (64,2%).

C) *Als Zugänge* zur vena cava superior standen prinzipiell drei zur Verfügung:

vena jugularis externa	(273 Fälle)
vena subclavia	(1098 Fälle)
vena basilica	(1776 Fälle)

Bei 94 Patienten war es nicht möglich, einen Katheter durch eine dieser 3 Venen einzulegen. In den meisten Fällen wurde dann die *Cephalica* angegangen.

Die Liegedauer schwankt zwischen Stunden und 156 Tagen, die *Häufigkeitsspitze liegt zwischen 4 und 14 Tagen* (60,4%), 65 Katheter lagen zwischen 36 und 56 Tagen. Die Entfernung des Cava-Katheters erfolgte in 20% vorzeitig, in 11,8% wegen einer Komplikation, 5,7% durch den Patienten und 2,1% irrtümlicherweise durch das Personal.

D) Anhand von *mißglückten Punktionsversuchen, radiologischer Kontrolle der Katheterspitze und leichten Komplikationen beim Einlegen* ermittelten wir den technisch einfachsten Zugang: Die erste Punktion brachte bei der Jugularis externa in nur 67,5% der Fälle, bei der Subclavia in 72,2%, bei der Basilica in 85,9% und bei anderen Venen in 61,7% Erfolg. Von der vena subclavia aus kann ein Katheter mit geringsten Schwierigkeiten in die Cava eingeführt werden. Jugularis und Basilica bieten öfters Mühe beim Vorschieben und eine falsche Position der Katheterspitze.

E) *Schwere Komplikationen* beim Einlegen eines Cava-Katheters treten praktisch nur beim Subclavia-Katheter auf: Die Häufigkeit von Arterienverletzungen liegt in der *Literatur bei 1,6%, in unserer Serie bei 1%*, solche der *Pleura bei 1,2%, in unserer Studie bei 0,8%*. Übung und sorgfältige Technik vermögen diese Komplikationsrate zu senken. *Plexusverletzungen* fanden wir vier in der Literatur anläßlich einer Subclaviapunktion, die Schädigung kann definitiv bleiben. *Gefäßperforationen* durch die vordringende Katheterspitze können bei jedem Zugang auftreten, unsere eigenen 2 Fälle stammten von Basilica-Kathetern, die Perforationsstelle lag im Bereiche der Axilla. *Herzperforationen* durch die Katheterspitze können vorkommen, wir mußten diese Komplikationen nie beobachten. Die Katheterspitze sollte nicht ins rechte Herz hinein vorgeschoben werden.

Katheterembolien sind häufiger als aus dem Schrifttum angenommen werden kann, da es sich um iatrogene Schädigungen handelt, die haftpflichtfällig werden können und aus diesem Grunde nicht publiziert werden. In den allermeisten Fällen handelt es sich um Abscherungen des Katheters an der Nadel. Wir haben ein Kathetermodell konstruiert, das diese Komplikationen mit Sicherheit verhindert. *Beim Auftreten einer Katheterembolie ist das Ende radiologisch zu lokalisieren und ein operativer Versuch zu unternehmen, den Katheter noch in der Peripherie zu extrahieren.* Die Sterblichkeit nach zentraler Einschwemmung eines Katheterstückes ist hoch, die möglichst rasche Entfernung durch eine Zeiss-Schlinge oder Thorakotomie wird empfohlen, sofern der Patient einen derartigen Eingriff ertragen kann. Luftembolien sind selten, sie können durch Kopftieflage bei der Punktion der Subclavia und der Jugularis vermieden werden. Bei liegendem Katheter ist auf eine sichere Verbindung zwischen Infusion und Katheter zu achten.

F) *Thrombosen* bedeuten eine häufige Komplikation des Cava-Katheters, sie treten in erster Linie beim Basilica-, seltener beim Jugularis- und Subclavia-Katheter auf. Embolien fanden sich im Schrifttum für den Basilica-Katheter in 0,2% für den Subclavia- in 0,06% und für den Jugularis-Katheter in keinem Falle. Die *autoptisch verifizierte Thrombosehäufigkeit* liegt in unserer Serie mit *24,4% deutlich unter dem Durchschnitt der Literatur.* Sie ist von lokalen Faktoren und der Liegedauer abhängig, therapeutische Antikoagulation konnte entsprechend unserer Untersuchung die Katheterthrombosen weder verhindern, noch ihre Häufigkeit verringern. Thrombosen treten häufiger nach Venenfreilegung auf als nach Punktion.

G) *Infektionen* treten klinisch am häufigsten an den Armvenen auf, und zwar in 13% (Literatur) und 10% (eigene Serie). Von den 3964 durchgeführten bakteriologischen Untersuchungen waren 16,3% der Katheterspitze, 22,0% der Hautabstriche und 11,5% der Spülflüssigkeit kontaminiert. Von den gezüchteten Keimen überwiegen *Staphylococcen* (aureus in 22,4%, albus in 19,5%) gefolgt von E. Coli, Proteus, Pilzen, Pseudomonas und Streptococcen.

Die Häufigkeit bakterieller Besiedlung eines Cava-Katheters ist von vorbestehenden Leiden und lokalen Gewebeveränderungen, dem Zugang, der Liegedauer und insbesondere der Katheterpflege abhängig. *Die Anwendung eines Breitspektrum-Antibioticum-Sprays (Polybactrin) vermag die Infektionsrate beim Cava-Katheter signifikant zu senken.* Kein Katheter ist länger als unbedingt erforderlich zu belassen (Offenhalten einer Vene, bequeme Möglichkeit von Blutentnahmen). Bei Auftreten einer Haut- oder Venenreizung oder Fieber ungeklärter Genese ist er sofort zu entfernen.

H) Die *373 autoptischen Untersuchungen* an Cava-Katheter-Trägern bestätigten die klinischen Befunde, ergaben aber mit 24,4% eine wesentlich höhere Thromboserate.

Bei drei Fällen lastete der Obduzent dem Katheter eine Mitbeteiligung am Tode des Patienten an. Alle drei Patienten trugen einen *Basilica-Katheter* 2 davon waren durch *Venaesectio*, 1 durch *Punktion* eingelegt worden. Bei einem Patienten fand sich eine massive blande Cavathrombose mit mehreren kleinen Lungenemboli, beim anderen eine septische Thrombose und beim dritten endocarditische Veränderungen an der Tricuspidalis.

VI. Empfehlungen zum Cava-Katheterismus

Aufgrund der durchgearbeiteten 14292 Cava-Katheter-Fälle können wir folgende Empfehlungen zum Cava-Katheter machen:

1. Indikation:

a) Der Patient befindet sich in einem bedrohlichen Kreislaufzustand (ZVD, Substitution)

b) Vorbereitung eines großen chirurgischen Eingriffes (ZVD, Substitution)

c) Chirurgischer Eingriff an einem Risikopatienten (ZVD, Substitution)

d) Parenterale Ernährung

e) Langzeit-Infusionen

f) Zufuhr hypertoner Lösungen

2. Kathetermaterial:

Silikonisiertes PVC (Forderungen nach weiterer Verbesserung der Katheter!)

3. Zugang

a) Der Zugang über die untere Extremität ist zu vermeiden, empfohlen werden die *vena jugularis externa*, die *Subclavia* und die *Basilica*

b) Bei gut sichtbarer und gestreckt verlaufender Jugularis (Kopftieflage) sollte hier ein erster Punktionsversuch gemacht werden

c) Im Schock und bei kollabierten peripheren Venen drängt sich der Zugang über die vena subclavia auf. Die Punktion soll von einem Geübten oder im Beisein eines Geübten erfolgen

d) Der Ungeübte soll sich an die Basilica halten!

e) Eine besonders sorgfältige Pflege drängt sich beim Basilica-Katheter auf

f) Vorgeschädigtes Gewebe ist beim Zugang zur Cava zu vermeiden (Reizung, Infekt, Verbrennung, Trauma, Thrombose).

4. Technisches Vorgehen:

a) *Punktion*, nicht Venenfreilegung

b) Sorgfältige *Desinfektion* der Haut

c) *Atraumatische Punktion* – Vermeidung wiederholter Punktionsversuche an der gleichen Stelle

d) *Steriles Einführen* des Katheters (sterile Handschuhe sind beim Intracath nicht unbedingt erforderlich).

e) *Sorgfältiges Vorschieben* des Katheters, keine Kraftanwendung!

f) Schwierigkeiten beim Vorschieben können durch vorzeitiges Laufenlassen der Infusion und/oder Veränderung der Haltung eines Armes oder der Schulter oft umgangen werden.

g) *Radiologische Kontrolle* der Katheterlage. Falsche Lagen sind zu korrigieren.

h) *Richtige Lage heißt Cava superior*, nicht rechter Vorhof oder Ventrikel (Perforation, Drucknekrose)

i) *Kein Zurückziehen eines Katheters durch die Nadel* (Katheterembolie).

5. Pflege:

a) Eintrittsstelle nach Einlegen und alle 1–2 Tage mit Polybactrin-Spray bedecken und steril verbinden

b) Katheter täglich, nach jeder Transfusion oder Blutentnahme mit physiologischer Lösung spülen

c) Wechsel des Infusionsbesteckes nach jeder eingelaufenen Flasche, mindestens aber täglich

d) Sauberes Arbeiten beim Hantieren an der Verbindung zum Cava-Katheter. Diese Verbindung ist insbesondere bei hochgelagertem Oberkörper oder beim mobilen Patienten zu sichern (Luftembolie).

6. Katheterentfernung:

a) Sobald keine dringende Notwendigkeit mehr besteht

b) Bei Reizung oder Entzündung der *Eintritts*stelle (tägliche Kontrolle)

c) Bei Reizung oder Entzündung der *Kathetervene*

d) Bei *Schmerzen*

e) Bei unklarem *Fieber*, mit Abstrich der Katheterspitze und Blutkultur.

7. Allgemein:

a) Keine prophylaktische allgemeine Verabreichung von Antibioticis wegen eines Katheters

b) Keine allgemeine Antikoagulantion wegen des Cava-Katheters.

VII. Summary and Conclusions

From the literature we compiled complications of 11051 vena cava-catheters. To this number 3241 own cases are added which were collected in a one year-prospective study of 9 hospitals in Germany, Austria and Switzerland. The code forms (Figs. 3–6) were evaluated electronically.

A. In this study mostly surgical patients are included: 82.3% had to be operated upon once, twice or three times. The age distribution ranged from infancy to 100 years, with the maximum between 55 and 75 years. 76.5% of our patients were in a poor state of health: 20% were suffering from heart trouble, 8.1% were diabetics, 3.3% uremic, 16.6% had a tracheostomy or were intubated longer for than 24 hours. 13% of the case were in shock and 3.1% showed septic signs when the catheter was placed.

B. The catheters used consisted of PVC in 97.6%; 2386 (73.6%) catheters were introduced by venepuncture, 853 (26.3%) by venous cut-down. In over 50% of the cases sterile gloves and face masks were worn. Three methods of catheter care were used by the coworkers of this study: sterile dressings without spray (10.6%), sterile dressings with Nobecutan-Spray (23.6%), sterile dressings combined with Polybactrin-Spray (64.2%).

C. Three approaches to the superior vena cava were at disposal:

vena jugularis externa	(273 cases)
vena subclavia	(1098 cases)
vena basilica	(1776 cases)

In 94 patients it proved impossible to place the catheter via one of these veins. In most of these cases the cephalic vein was used.

The duration of catheterization ranged between hours and 156 days with a maximum distribution between 4 and 14 days (60.4%). 65 catheters remained in situ between 36 and 56 days. In 20% the vena cava catheter was removed prematurely: in 11.8% because of a complication, in 5.7% by the patient and in 2.1% by the nursing personnel by mistake.

D. Based on failed venepunctures, radiologic control of the position of the catheter tip and minor complications while placing the catheter, the easiest approach was determined. The first puncture was successful with the external jugular vein in only 67.5% of the cases, with the subclavian vein in 72.2%, with the basilic in 85.9% and with the other veins in 61.7%. The introduction of a catheter into the upper vena cava was easiest via the vena subclavia. Jugular and basilic veins often impose difficulties in advancing the catheter.

E. Serious complications during placement of the catheter occur predominantly only with the subclavian vein catheter: the incidence of injury to the artery is according the literature 1.6%, in our series it was 1.0%; pleural injury according to earlier publications 1.2%, in our series 0.8%. Training and careful technique can reduce this rate of complications. There are four plexus lesions described in the literature following subclavian puncture. This lesion can remain permanently. Perforation of the vein by the advancing catheter tip may occur with all approaches. Our own two cases were seen with basilic vein catherization. The perforation occurred in the area of the axilla. Cardiac perforations by the catheter tip can occur. However, we never observed this complication. The catheter tip should not be advanced into the right heart.

Catheter embolism is more frequent than can be assumed from the literature, since this is an iatrogenic injury for which the physician can be held liable. Therefore these complications will not be published. In most known cases the catheter was severed by the needle. We have constructed a catheter model which will prevent this complication. In case of catheter embolism the tip has to be localized by X-ray, attempts being made *to remove the catheter surgically while it is still in the periphery*. The mortality following central inflow of catheter parts is high. Therefore it is recommended to remove the catheter as fast as possible by a Zeiss loop or thoracotomy, if the patient can tolerate the procedure. Air embolism is rare and can be prevented by Trendelenburg position when the subclavian and jugular veins are punctured. When the catheter is in place, a secure connection between infusion and catheter must be ensured.

F. Thromboses are frequent complications of vena cava-catheters. They occur primarly with basilica-, less with jugular and subclavian-catheters. Embolism is described in the literature in 0.2% for basilic catheters, in 0.06% for subclavian and in no case for jugular catheters. The frequency of thrombosis as verified by autopsy (24.4%) is significantly lower in this series than the average described in the literature. It depends on local factors and the duration of the catheterization. Therapeutic anticoagulation neither prevented catheter thrombosis nor decreased the frequency according to our study.

G. Clinical infections occur most frequently in the arm veins: 13% (literature) and 10% (own study). According to bacteriologic investigations of 3964 cases the catheter tips were contaminated in 16.3%, skin swabs in 22.0% and irrigation fluids from the catheters in 11.5%. Staphylococci (aureus in 22.4%, albus in 19.5%) were predominant followed by E. coli, Proteus, fungi, Pseudomonas and Streptococci.

The frequency of bacterial contamination of vena cava catheters depends on the primary disease, local changes of the tissues, the approach, the duration of catheterization and especially on the catheter care. The application of a broad-spectrum antibiotic spray (Polybactrin) reduces the rate of infection significantly. A catheter should not remain in place longer than absolutely necessary (keeping a vein open, easy way to draw blood for laboratory tests). In case of skin or vein irritation or fever of unknown origin, the catheter has to be removed immediately.

H. 373 autopsies of patients with vena cava catheters in situ confirmed the clinical findings, but revealed an essentially higher rate of thrombosis.

In three cases the pathologist believed the catheter had contributed to the death of the patient. All three patients had a basilic vein catheter, two of these had been placed by venous cutdown, one by puncture. In one patient there was massive thrombosis of the superior vena cava with multiple pulmonary emboli, in another septic thrombosis and in the third one endocarditic changes at the tricuspid valve could be demonstrated.

VIII. Recommendations on the Cava-Catheter

Based on the investigation of 14292 vena cava-catheters we recommend the following principles concerning vena cava-catheters:

1. *Indication:*

a) the patient is in a life-threatening circulatory situation (CVP, transfusions)

b) preparation for an extensive surgical operation (CVP, transfusions)

c) surgical operation of a high-risk patient (CVP, transfusions)

d) parenteral nutrition

e) longtime infusions

f) administration of hypertonic solutions

2. *Material of catheters:*

siliconized PVC (demand further improved catheters)

3. *Approach:*

a) The approach via the lower extremities is to be avoided; recommended are the external jugular vein, the subclavian and the basilic vein.

b) In case of a well visible and straight running jugular vein (Trendelenburg position) the first venepuncture should be tried here.

c) In shock with collapsed peripheral veins the approach via the subclavian vein seems feasible. The puncture should be carried out by a person experienced with this method or in presence of such a person.

d) The inexperienced should use the approach via the basilic vein.

e) Proper care of the basilic catheter is of particular importance.

f) The approach through tissues already damaged (irritation, infection, burns, trauma, thrombosis) is to be avoided.

4. *Technique:*

a) *Venepuncture*, not venous cutdown.

b) Careful skin *desinfection*.

c) Atraumatic puncture, avoid repeated trials at the same site.

d) Sterile introduction of the catheter (sterile gloves are not absolutely necessary using the Intracath-method).

e) *Careful advancing* of the catheter, (do not use force).

f) Difficulties in early advancing can often be prevented by running an i.v. drip and/or changing the position of the arm or the shoulder.

g) *X-ray control* of the catheter position. False positioning has to be corrected.

h) *Exact position means vena cava superior*, not right atrium or ventricle (perforation, pressure necrosis).

i) *Do not retract a catheter through the introducing needle* (catheter embolism).

5. *Care :*

a) Apply Polybactrin-Spray and sterile dressing to introduction site following positioning and every day afterwards.

b) Flush catheter daily, following transfusions or drawing of blood with physiologic solutions.

c) Change infusions sets after every bottle infused, at least daily.

d) Careful handling of the connection of the vena cava catheter. This connection has to be secured, especially in ambulant patients (air embolism).

6. *Removal of the catheter :*

a) If urgent indication is missing.

b) In case of irritation or inflammation at the site of introduction (daily controls).

c) In case of irritation or inflammation of the catheterized vein.

d) In case of pain.

e) In case of fever of unknown origin, combined with swab for culture of the catheter tip and blood culture.

7. *General :*

a) No generalized prophylactic administration of antibiotics because of a catheter.

b) No generalized anticoagulant therapy because of a vena cava catheter.

IX. Literatur

1. Allgöwer, M.: Mesures diagnostiques dans l'appréciation des traumatisés graves. Méd. et Hyg. **23**, 503 (1965).
2. Allgöwer, M., Gruber, U. F.: Schockpathogenese und ihre Differentialdiagnose. Chirurg. **38**, 97 (1967).
3. Ashbough, D., Thomson, J. W.: Subclavian-vein infusion. Lancet II, 1138 (1963).
4. Ashraf, M. M.: Venous perforation due to polyethylene catheter. Ann. Surg. **157**, 375 (1963).
5. Aubaniac, R.: L'injection intraveineuse sousclaviculaire. Presse méd. **60**, 1456 (1952).
6. — Une nouvelle voie d'injection ou de ponction veineuse. Sem. Hop. Paris **28**, 3445 (1952).
7. — La voie sous-claviculaire. Rev. Prat. **2**, 65 (1959).
8. — L'angio-cardiographie par voie sousclaviculaire. Presse méd. **62**, 1308 (1954).
9. Ayers, W. B.: Fatal intracardiac embolisation from indwelling intravenous polyethylene catheter. Arch. Surg. **75**, 259 (1957).
10. Bach, H. G., Slowinski, St., Rummel, H., Kuhn, W.: Punktion und Katheterismus der vena subclavia. Anaesthesist **16**, 233 (1967).
11. Baden, H.: Perkutan kateterisation of v. subclavia. Nord. med. **71**, 590 (1964).
12. Baden, H.: Perkutan v. subclavia kateterisation kompliceret med infusion i cavum pleurae. Nord. med. **72**, 1416 (1964).
13. Banks, D. C., Cawdrey, H. M., Harries, M. G., Kidner, P. H., Yales, D. B.: Infection from intravenous catheters. Lancet I, 1644 (1970).
14. Bansmer, G., Keith, D., Tesluk, H.: Complications following use of indwelling catheters of inferior vena cava. J. Amer. med. Ass. **167**, 1606 (1958).
15. Barry, W. F., McIntosh, J. R., Whalen, R. E.: A radiographic demonstration of a polyethylene catheter lying free in the superior vena cava. New Eng. J. Med. **267**, 1194 (1962).
16. Bässler, R., Reichelt, A.: Die Feinstruktur der Oberfläche von Kunststoffkathetern. Anaesthesiologie und Wiederbelebung Bd. 13 „Infusionstherapie" Springer, Berlin-Heidelberg-New York, 1966.
17. Beaulieu, M., Gravel, J. A.: Cardiotomie pour ablation d'un cathéter intraveineux. Laval Méd. **31**, 458 (1961).
18. Bennett, R. J.: Use of intravenous plastic catheters. Brit. med. J. **2**, 1236 (1963).
19. Bentley, D. W., Lepper, M. H.: Septicemia related to indwelling venous catheter. J. Amer. med. Ass. **206**, 1749 (1968).
20. Berger, A., Dinstl, K.: Die chirurgischen Probleme in der Intensivpflegestation. Wien. klin. Wschr. **77**, 962 (1965).
21. Blair, E., Hunziker, R., Flanagan, M. E.: Catheter embolism. Surgery **67**, 457 (1970).
22. Bonner, C. D.: Experience with plastic tubing in prolonged intravenous therapy. New Engl. J. Med. **245**, 97 (1951).

23. Borgeskov, S., Lauridsen, P., Rugg, I. H.: Iatrogene fremmedlegemer i cor og de store klar. Nord. Med. **76**, 828 (1966).
24. Borja, A. R., Hinshaw, J. R.: A safe way to perform infraclavicular Subclavian vein cateterisation Surg. Gynec. Obstet. **130**, 673 (1970).
25. Borow, M.: The use of central venous pressure as an accurate guide for body fluid replacement. Surg. Gynec. Obstet. **3**, 545 (1965).
26. Borst, H. G.: Neuzeitliche Schocktherapie. Chirurg. **38**, 104 (1967).
27. Boruchow, J. B., Vaugh, H.: Central venous pressure monitoring. Rev. Surg. **24**, 163 (1967).
28. Bradley, M. N.: A technique for prolonged intraarterial catheterization. Surg. Gynec. Obstet. **119**, 117 (1964).
29. Brøckner, J.: Intravenous fluid therapy through a catheter inserted percutaneously in surgical patients. Acta chir. scand. **128**, 362 (1964).
30. Brown, C. A., Kent, A.: Perforation of right ventricle by polyethylene catheter. South. med. J. **49**, 466 (1956).
31. Brücke, P., Kucher, K., Steinbereithner, K., Wagner, O.: Technik und Ergebnisse des perkutanen V. cava inferior-Katheters bei 100 Patienten einer Intensivpflegestation. Z. prakt. Anästh. Wiederbeleb. **1**, 319 (1966).
32. Burri, C., Müller, W.: Venendruckmessung im Tierversuch und beim chirurg. Patienten. Anaesthesist. **15**, 132 (1966).
33. — Allgöwer, M.: Methodik der Venendruckmessung. Schweiz. med. Wschr. **96**, 624 (1966).
34. — Kuner, E.: Bestimmung des zentralen Venendruckes in der Chirurgie Med. Neuheiten **72**, 81 (1966).
35. — Kriterien zur Beurteilung hypovolämischer Zustände. Schweiz. Z. Militärmed. **44**, 3 (1967).
36. — Allgöwer, M.: Klinische Erfahrungen mit der Messung des ZVD. Schweiz. med. Wschr. **97**, 1414 (1967).
37. — Der Vena cava-Katheter. Med. Neuheiten **74**, 1 (1968).
38. — Der zentrale Venendruck. Hausmann, St. Gallen, 1970.
39. — Komplikationen beim Cava-Katheter. Vortrag anläßlich des Symposiums „Balanced Nutrition and Therapy“, Nürnberg, 10.–12. 4. 1970.
40. — Die einfachen Kreislaufgrößen beim chirurgischen Patienten. Springer, Berlin-Heidelberg-New York (1971).
41. Carle, J.: Le probleme des perfusions de longue durée. Concours méd. **89**, 6119 (1967).
42. Chalmers, J. A., Fawns, H. T.: Prolonged anuria treated by infusion into the vena cava. Lancet I, **79**, (1955).
43. Chambers, J. W., Smith, G.: The use of caval catheterization in cases of severe oliguria and anuria. Brit. J. Surg. **45**, 160 (1957).
44. Cheney, F. W., Lincoln, J. R.: Phlebitis from plastic intravenous catheters. Anesthesiology **25**, 650 (1964).
45. Christensen, K. H., Nerstrom, B., Baden, H.: Complications of percutaneous catheterization of the subclavian vein in 129 cases. Acta chir. scand. **133**, 615 (1967).
46. Clauss, D.: Unsere Erfahrungen mit dem Subclavia-Katheter in der Langzeitinfusionstherapie. Zbl. Chir. **5**, 159 (1969).
47. Coblentz, D. R.: Radiographic detection of plastic catheter embolus. Calif. Med. **105**, 357 (1966).
48. Cohn, J. N., Luria, M. H.: Studies in clinical shock and hypotension. The value of bedside hemodynamic observation. J. Amer. med. Ass. **190**, 891 (1964).

49. Collins, R. U., Braun, P. A., Zinner, St. H., Kass, E. H.: Risk of local and systemic infection with polyethylene intravenous catheters. New Engl. J. Med. **279**, 340 (1968).
50. Corwin, J. H., Moseley, Th.: Subclavian venipuncture and central venous pressure. Amer. Surg. **32**, 413 (1966).
51. Davidson, J. T., Ben Hur, N., Nathen, H.: Subclavian venepuncture. Lancet II, 1139 (1963).
52. Defalque, R. J.: Subclavian venipuncture: A review. Anesth. Analg. Curr. Res. **47**, 677 (1968).
53. Deubzer, W., Kia-Noury, M.: Praktische Bedeutung der Vena anonyma für Injektionen und Punktionen. Münch. med. Wschr. **107**, 1054 (1965).
54. Dhurandhar, R. W., Quiroz, A. C., de Pasquale, N. P., Burch, G. E.: The lack of influence of end and side orifices in cardiac catheters on venous pressure recording. Amer. Heart J. **74**, 733 (1967).
55. Dickerson, M. E.: Hospital liable for loss of catheter. Curr. Res. Anesth. **47**, 222 (1968).
56. Dietz, H., Weyer, K. H.: Venographische Untersuchungen bei Patienten mit Vena cava-Katheter. Anaesthesiologie und Wiederbelebung Bd. 13, Infusionstherapie, Springer, Berlin-Heidelberg-New York 1966.
57. Doering, R. B., Stemmer, E. A., Conolly, J. E.: Complications of indwelling venous catheters. Amer. J. Surg. **114**, 259 (1967).
58. Druskin, M. S., Siegel, P. D.: Bacterial contamination of indwelling intravenous polyethylene catheters. J. Amer. med. Ass. **185**, 966 (1963).
59. Dudrick, St. J., Wilmore, D. W., Vars, H. M., Rhoads, J. E.: Long-term total parenteral nutrition with growth, development and positive nitrogen balance. Surgery **64**, 134 (1968).
60. Duffy, B. J.: The clinical use of polyethylene tubing for intravenous therapy. Ann. Surg. **130**, 929 (1949).
61. Eastridge, C. E., Clemmons, E. E., Hughes, F. A., Prather, J. R.: Use of CVP in the management of circulatory failure. Amer. Surg. **32**, 121 (1966).
62. — Hughes, F. A.: Central venous pressure monitoring. A useful aid in the management of shock. Amer. J. Surg. **114**, 648 (1967).
63. Edward, W. H.: Intracatheter embolus. Sth. med. J. **56**, 1354 (1963).
64. — A hazard of embolus associated with indwelling intravenous catheters. Surgery **53**, 818 (1963).
65. Eisterer, H., Kutscha-Lissberg, E.: Der „direkte" Cava-superior-Katheter, Wien. med. Wschr. **118**, 213 (1968).
66. — Marsoner, F.: Eine seltene Komplikation bei Infusion in die Vena subclavia. Anaesthesist **12**, 395 (1966).
67. Fassolt, A., Braun, U., Schaub, S.: Klin. Erfahrungen mit dem infraclaviculären Venenkatheterismus. Schweiz. med. Wschr. **98**, **461** (1968).
68. — Pers. Mitteilung.
69. Figdor, P. P.: Die Technik des Cava-Katheters. Wien. klin. Wschr. **73**, 69 (1961).
70. Filler, R. M., Eraklis, A. J., Rubin, V. G.: Long term total parenteral nutrition in infants. New Engl. J. Med. **281**, 589 (1969).
71. Finley, R. K.: Vena cava infusion. Med. Tms. **89**, 373 (1961).
72. Fischer, F., Dietz, H., Halmágyi, M.: Klinische Erfahrungen mit dem Vena cava-Katheter. Anaesthesiologie und Wiederbelebung Bd. 13, Infusionstherapie, Springer, Berlin-Heidelberg-New York 1966.
73. Flanagan, J. P., Gradisar, I. A., Gross, R. I., Kelly, Th. R.: Air embolus – a lethal complication of subclavian venipuncture. New. Engl. J. Med. **281** 489 (1969).

74. FORSSMANN, W.: Die Sondierung des rechten Herzens. Klin. Wschr. **8**, 2085 (1929).
75. FRANKE, H., OPDERBECKE, H. W.: Die Bedeutung einer Wachstation in der Überwachung und Behandlung Frischoperierter. Chirurg. **30**, 487 (1959).
76. FRIEDMANN, E. F., GRABLE, E., FINE, J.: Central venous pressure and direct serial measurements as guides in blood volume replacement. Lancet II, 609 (1966).
77. FUNKE, I., GROVE, J. H., LUNGENFELD, F. H.: Zit. in Nissen C: Iatrogene Fremdkörperembolie. Münch. med. Wschr. **108**, 788 (1966).
78. FUCHSIG, P.: Intensivbehandlungs-Station. Münch. med. Wschr. **108**, 2473 (1966).
79. GAUER, O. H., HENRY, J. P., SIEKER, H. O.: Changes in central venous pressure after moderate hemorrhage and transfusion in man. Circulat. Res. **1**, 79 (1956).
80. — SIEKER, H. O.: The continuous recording of central venous pressure changes from an arm vein. Circulat. Res. **1**, 75 (1956).
81. — Die Wirkungen von Aderlass und Transfusion auf die wichtigsten Kreislaufabschnitte. Ergebnisse der Bluttransfusionsforschung III. S. Karger, Basel/New York 1957.
82. GENSTER, H. G., SKJOLDBERG, H.: Infusionskatetre in venae cavae. Nord. Med. **82**, 1440 (1969).
83. GORCE, F.: Infusionsgerät als Infektquelle. Selecta **11**, 203 (1969).
84. — Infusionsgerät als Infektquelle. Presse méd. **76**, 1655 (1968).
85. McGOWAN, G. K., WALTERS, G.: The value of measuring central venous pressure in shock. Brit. J. Surg. **226**, 821 (1963).
86. GOYANES, A. D., LOMANTO, Ch., BOYAN, C. P.: Complications of catheterization for central venous pressure. Anesth. Analg. Curr. Res. **48**, 563 (1969).
87. GRITSCH, H. T., BALLINGER, C. M.: Value of indwelling catheter in intravenous therapy. J. Amer. med. Ass. **171**, 281 (1959).
88. GSCHNITZER, F., WYKYPIEL, H.: Entfernung eines embolisierten Venenkatheters aus dem rechten Ventrikel in normothermer Kreislaufunterbrechung. Chirurg. **41**, 88 (1970).
89. HASSALL, J. E., ROUNTREE, P. M.: Staphylococcal septicemia. Lancet I, 213 (1958).
90. HEINZ, N.: Zit in V. Still: Indikation und Druchführung der Katheterisierung der V. cava cranialis. Wiederbel., Organers., Intensivmed. **7**, 52 (1970).
91. HELMER, F.: Iatrogene Fremdkörper in Herz und Lungen. Thoraxchirurgie **44**, 664 (1969).
92. HENNEBERG, U., SCHRÖDER, M.: Komplikationen beim Vena cava-Katheter. Anaesthesiologie und Wiederbelebung Bd. 13, Infusionstherapie, Springer, Berlin-Heidelberg-New York 1966.
93. — SCHRÖDER, M.: Zur Problematik der Vena cava-Katheter. Chirurg. **36**, 180 (1965).
94. HENTSCHEL, M.: Vena cava-Katheter via Vena jugularis externa bei schweren chirurgischen Erkrankungen zur i.v. Substitution und Blut-Diagnostik. Langenbecks Arch. klin. Chir. **308**, 486, (1964).
95. HOHN, A. R., LAMERT, E. C.: Continous venous catheterisation in Children. J. Amer. med. Ass. **197**, 140 (1966).
96. HOLDER, T. M., CROW, M. L.: Zit. in Nissen: Iatrogene Fremdkörperembolie. Münch. med. Wschr. **108**, 788 (1966).
97. HOLT, M. H.: Central venous pressure via peripheral veins. Anaesthesiology **28**, 1093 (1967).

98. Horisberger, B.: Die Bedeutung der kontinuierlichen Überwachung des zentralen Venendruckes bei labilen Kreislaufverhältnissen. Helv. Chir. Acta **33**, 9 (1966).
99. — Infektiöse Komplikationen durch Venenkatheter und deren Prophylaxe. Helv. Chir. Acta **34**, 21 (1967).
100. Hossli, G.: Die praktische Bedeutung der Venendruckmessung bei Notfällen. Z. Unfallmed. Berufskr. **2**, 97 (1965).
101. — Burri, C.: Manometrie im Schock. Klin. Med. **22**, 21 (1967).
102. Hughes, R. E., Magovern, G. J.: The relationship between right atrial pressure and blood-volume. Arch. Surg. **79**, 239 (1959).
103. Indar, R.: The dangers of indwelling polyethylene canulae in deep veins. Lancet I, 284 (1959).
104. Irmer, W.: Entfernung eines embolisch von der linken Cubitalvene eingeschwemmten Polyaethylenkatheters aus dem Pulmonalisstamm. Zbl. Chir. **89**, 1078 (1964).
105. Ithoh, Z., Carlton, N., Lucien, H. W., Shally, A. V.: Long term plastic tube implantation into the external jugular vein for injection or infusion in the dog. Surgery, **66**, 768 (1969).
106. Jaikaran, S. M.: Normal central venous pressure. Brit. J. Surg. **55**, 609 (1968).
107. Jeanneret, P.: Pers. Mitteilung.
108. Jenkins, L. C., Screech, G.: Central venous pressure monitoring in anaesthesia. Canad. Anaesth. Soc. J. **13**, 513 (1966).
109. Johnson, L. M., Gillis, S. P., Lynn, H. B.: Unusual complication of intravenous fluid therapy. Surgery **53**, 809 (1963).
110. Johnson, Ch. E.: Perforation of right atrium by a polyethylene catheter. J. Amer. med. Ass. **195**, 854 (1966).
111. Jones, R. R.: Venous pressure in general anaesthesia. Anaesth. Analg. Curr. Res. **42**, 470 (1963).
112. Keddie, N. C., Provan, J. L., Austen, W. G.: Central venous pressure, blood volume determinations and the effect of vasoactive drugs in hypovolemic shock. Surgery **60**, 427 (1966).
113. Keenleyside, H. B.: External jugular vein for rapid transfusion during surgery. Canad. Anaesth. Soc. J. **9**, 512 (1962).
114. Keeri-Szanto, M.: The subclavian vein, a constant and convenient intravenous injection site. Arch. Surg. **72**, 179 (1956).
115. — La voie veineuse sous-claviculaire en anesthesie. Canad. Anaesth. Soc. **4**, 55 (1957).
116. Klötzer, B., Mlynek, H. J.: Die Cava-Katheterembolie – eine seltene Komplikation bei der Anwendung von Cava-Kathetern. Zbl. Chir. **94**, 1085 (1969).
117. Knutson, H., Sternberg, K.: Pulmonary embolus with foreign body in case of fractured femoral catheter. Nord. Med. **62**, 1491 (1959).
118. — Sternberg, K.: Lungenemboli efter Kateterbrott. Nord. Med. **62**, 1491 (1959).
119. Kösters, B., Bartels, D.: Erfahrungen mit der Subclaviakatheterisierung auf einer Wachstation. Med. u. Ernähr. **11**, 63 (1970).
120. Kröpelin, K., Mössner, G., Gebhardt, W.: Subclaviakatheter als Streuherd bei Pilzsepsis. Dtsch. med. Wschr. **93**, 1098 (1968).
121. Kuhn, W., Bach, H. G.: Punktion und Katheterismus der Vena subclavia in Geburtshilfe und Gynäkologie. Geburtsh. u. Frauenheilk. **26**, 1272 (1966).
122. Kux, M., Kutscha-Lissberg, E.: Die Gefahr der Katheterembolie beim oberen Hohlvenenkatheter. Anaesthesist **17**, 232 (1968).

123. Ladd, M., Schreiner, G. E.: Plastic tubing for intravenous alimentation. J. Amer. med. Ass. **145**, 642 (1951).
124. Lamprecht, W.: Clinical aspects of iatrogenic intracardiac foreign bodies. Chirurg **36**, 182 (1965).
125. — Zur Kasuistik iatrogener intrakardialer Fremdkörper. Chirurg. **36**, 182 (1965).
126. Landis, E. M., Hortenstine, J. C.: Functional significance of venous blood pressure. Physiol. Rev. **30**, 1 (1950).
127. Lang, H.: Venae sectio und Kavakatheter. a) Anästh. Praxis **2**, 141 (1967), b) Pädiatr. Praxis **7**, 443 (1968), c) Intern. Praxis **8**, 297 (1968).
128. Lawin, P.: Praxis der Intensivbehandlung. Georg Thieme Verlag, Stuttgart 1968.
129. Mc Lean, L. D.: Blood volume versus central venous pressure in shock. Surg. Gynec. Obstet. **118**, 594 (1964).
130. — Treatment of shock in man based on hemodynamic diagnosis. Surg. Gynec. Obstet. **120**, 1 (1965).
131. Levinsky, W. J.: Fatal air embolism during insertion of CVP monitoring apparatus. J. Amer. med. Ass. **209**, 1721 (1969).
132. Lillehei, C. W., Bonnabeau, R. C., Grossling, S.: Removal of iatrogenic foreign bodies within cardiac chambers and great vessels. Circulation **32**, 782 (1965).
133. Lindenberg, I., Gjorup, S., Aagaard, P.: Parenteral fluid administration through a catheter inserted into the inferior vena cava. Acta chir. Scand. **117**, 342 (1959).
134. Longerbeam, J. K., Vannix, R., Wagner, W.: Central venous pressure monitoring. Amer. J. Surg. **110**, 220 (1965).
135. Lutz, H.: Differenzierung verschiedener Formen des Schocks durch einfache Messverfahren. Dtsch. med. Wschr. **91**, 1043 (1966).
136. — Pathophysiologie der zentralen Venendruckmessung. Anaesthesiologie und Wiederbelebung Bd. 34, Venendruckmessung. Springer, Berlin-Heidelberg-New York 1968.
137. Mahaffey, J. E., Witherspoon, S. M.: An unusual complication following venous cutdown. Anesthesiology **27**, 198 (1966).
138. Malinak, L. R., Gulde, R. E., Faris, A. M.: Percutaneous subclavian catheterization for central venous pressure monitoring. Amer. J. Obstet. Gynec. **92**, 477 (1965).
139. Mariano, B. P., Roper, C. L., Staple, T. W.: Accidental migration of an intravenous catheter from the arm to the lung. Radiology **86**, 736 (1966).
140. Massoumie, R. A.: Atraumatic, nonsurgical technic for removal of broken catheters from cardiac cavities. Med. Intellig. **277**, 195 (1967).
141. Matz, R.: Complications of determining the central venous pressure. New Engl. J. Med. **272**, 703 (1965).
142. Merkel, F. K., Mc Quarrie, D. G.: Cutdown of the subclavian vein. Surgery **65**, 866 (1969).
143. Meyers, L.: Intravenous catheterization. Amer. J. Nursing **45**, 930 (1945).
144. Moncrief, J. A.: Femoral catheters. Ann. Surg. **147**, 166 (1958).
145. Moran, J. M.: A clinical and bacteriologic study of infections associated with venous cutdowns. New Engl. J. Med. **272**, 554 (1965).
146. Nager, F., Steinbrunn, W.: Therapie des kardiogenen Schocks nach Herzinfarkt. Schweiz. med. Wschr. **97**, 389 (1967).
147. Mc Nair, T. J., Dudley, H. A.: The local complications of intravenous therapy. Lancet II, 365 (1959).

148. Nissen-Druey, C.: Iatrogene Fremdkörper-Embolie. Münch. med. Wschr. **14**, 788 (1966).
149. Nordlund, S., Thorén, L.: Catheter in the superior vena cava. Acta Chir. scand. **127**, 39 (1964).
150. Northcutt, C. E.: Intravenous loss of polyethylene catheters. G. P. **34**, 125 (1966).
151. Odmann, P.: The radiopaque polyethylene catheter. Acta radiol. **52**, 64 (1959).
152. Oeri, H. U.: Pers. Mitteilung.
153. Opderbecke, H. W., Bardachzi, E.: Die Verwendung eines Cava-Katheters bei langdauernder Infusionsbehandlung. Dtsch. med. Wschr. **86**, 203 (1961).
154. — Erfahrungen mit der Anwendung eines Vena cava-Katheters zur langfristigen Infusionstherapie bei 800 Kranken. Anaesthesiologie u. Wiederbelebung Bd. 13, Infusionstherapie, 168 (1966).
155. — Problematik und Erfahrung bei der Anwendung eines Cava-Katheters zu Infusionszwecken. Z. prakt. Anästh. Wiederbeleb. **1**, 239 (1966).
156. Orestano, F., Dietz, H.: Endophlebitis und Myocarditis als seltene Komplikation bei Anwendung von Vena-Cava-Kathetern. Anaesthesist **15**, 225 (1966).
157. Pokieser, H., Steinbereithner, K., Wagner, O.: Zur röntgenologischen Kontrolle von Lage und Funktion des Cava-Katheters. Anaesthesist **15**, 218 (1966).
158. Porges, P.: Erfahrungen mit der Subclaviapunktion. Klin. Med. **8**, 419 (1966).
159. Prout, W. G.: Relative value of central-venous-pressure monitoring and blood-volume measurement in the management of shock. Lancet I, 1108 (1968).
160. Rams, J. J., Daicoff, G. R., v. Moulder, P.: A simple method for central venous pressure measurements. Arch. Surg. **92**, 886 (1966).
161. Rappaport, A. M., Graham, R. K., Kedrick, W. W.: The use of polyethylene tubing in prolonged intravenous infusions. Canad. med. Ass. J. **72**, 698 (1955).
162. Reichelt, A.: Pathomorphologische Beobachtungen nach Anwendung des sogenannten Vena Cava-Katheters. Anaesthesiologie und Wiederbelebung, Bd. 13, Infusionstherapie. Springer, Berlin-Heidelberg-New York 1966.
163. Riess, P. J.: Zit. in Stieber K. H.: Die unblutige Katheterisierung der Vena cava superior. Med. Klin. **64**, 388 (1969).
164. Robert, H.: Zit. in Kösters B., Bartels O: Erfahrungen mit der Subclaviakatheterisierung auf einer internen Wachstation. Med. u. Ernähr. **3**, 63 (1970).
165. Ross, J. K.: Vena caval infusion. Postgrad. med. J. **33**, 623 (1957).
166. Ryan, G. M., Howland, W. S.: An evaluation of central venous pressure monitoring. Anesth. Analg. Curr. Res. **45**, 754 (1966).
167. Saegesser, M.: Die Bedeutung des zentralen venösen Blutdruckes in der Chirurgie. Schweiz. med. Wschr. **95**, 974 (1965).
168. Scebat, L., Renais, J., Meeus-Bith, L., Le nègre J.: Accidents, indications et contreindications du cathéterisme des cavités droites du coeur. Arch. Mal. Coeur **50**, 943 (1957).
169. Schaeffer, H.: Eine neue Methode zur Bestimmung des zentralen Venendruckes beim Menschen. Klin. Wschr. **31**, 802 (1953).
170. Schaeffer, H.: Zur Frage der V. anonyma-Punktion als Zugangsweg für Infusionen und Transfusionen. Anaesthesist **16**, 303 (1968).
171. Schapira, M., Stern, W. Z.: Hazards of subclavian vein cannulation for central venous pressure monitoring. J. Amer. med. Ass. **201**, 111 (1967).

172. Scharf, F. L., Bergman, B. J., Cleveland, E. D.: Some complications in the use of indwelling intravenous polyethylene catheters. Med. Serv. J. Can. **15**, 724 (1959).
173. Schlag, G.: Die Bedeutung des zentralen Venendrucks in der Traumatologie. Chirurg **38**, 523 (1967).
174. Scholz, G., Loewe, K. R.: Die Punktion der Vena subclavia und ihre Komplikationen aus pathologisch-anatomischer Sicht. Med. Welt **20**, 2248 (1969).
175. Schulte, H. D.: Anatomische und technische Möglichkeiten der intravenösen Infusionsbehandlung. Dtsch. med. Wschr. **94**, 1793 (1969).
176. Schweikert, C. H., Gruenagel, H. H.: Doppelseitiger Pleuraerguß bei Infusionstherapie am Hals. Thoraxchirurgie **11**, 421 (1964).
177. Shenkin, H. A.: On the diagnosis of hemorrhage in man. Amer. J. Sci. **4**, 421 (1944).
178. Siewert, R., Bauers, S., Wiek, K., Bortfeldt, K.: Bakterielle Komplikationen beim Venenkatheterismus. Dtsch. Med. J. **21**, 333 (1970).
179. Silberschmid, M., Saito, S., Smith, L. L.: Circulatory effects of acute latic acidosis in dogs prior and after hemorrhage. Amer. J. Surg. **112**, 175 (1966).
180. Still, V.: Indikation und Durchführung der Katheterisierung der Vena cava cranialis. Wiederbel., Organers., Intensivmed. **7**, 52 (1970).
181. Smith, B. E., Modell, H., J., Gaub, M. L., Moya, F.: Complications of subclavian vein catheterization. Arch. Surg. **90**, 228 (1965).
182. Smits, H., Freedman, L. R.: Prolonged venous catheterization as a cause of sepsis. New Engl. J. Med. **276**, 1229 (1967).
183. Stahl, W. M.: Resuscitation in Trauma: The value of central venous pressure monitoring. J. Trauma **5**, 200 (1965).
184. Stampfl, B.: Die Endothelialisierung von Gefäßauflagerungen. Dtsch. Ges. Path. **46**, 272 (1962).
185. Steiner, U. L., Bartley, T. D., Byers, F. M.: Polyethylene catheter in heart: report of a case with successful removal. J. Amer. med. Ass. **193**, 1054 (1965).
186. Stengert, K., Jurczyk, W., Siennicki, R., Wysocki, E.: Der Zentralvenendruck in der Anaesthesie und der Schockbekämpfung. Anaesthesist **16**, 125 (1967).
187. Stewart, R. D., Stanislow, C.: Silastic intravenous catheters. New Engl. J. Med. **265**, 1283 (1961).
188. Stieber, K. H.: Die unblutige Katheterisierung der Vena cava superior. Med. Klin. **64**, 388 (1969).
189. Stöberl, R.: Der sogenannte Cava-Katheter: Technik und eigene Erfahrungen. Wien. klin. Wschr. **68**, 639 (1965).
190. Stoeckel, H.: Kreislaufüberwachung bei Säuglingen und Kleinkindern mit Hilfe des zentralen Venendrucks. Anaesthesist **18**, 250 (1969).
191. Sykes, M. K.: Venous pressure as a clinical indication of adequacy of transfusion. Ann. roy. Coll. Surg. Engl. **33**, 185 (1963).
192. Taylor, F. W., Rutherford, C. E.: Accidental loss of plastic tube into venous system. Arch. Surg. **86**, 177 (1963).
193. Taylor, F. W.: Catheter embolus. Arch. Surg. **86**, 177 (1963).
194. Taylor, W. H.: Management of acute renal failure following surgical operation and head injury. Lancet II, 703 (1957).
195. Teske, H. J., Fassolt, A., Braun, U., Kink, F.: Ergebnisse phlebographischer Kontrolluntersuchungen beim infraklavikulär eingeführten Vena cava-Katheter. Fortschr. Röntgenstr. **112**, 189 (1970).

196. Thomas, C. S.: Pericardial tamponade from central venous catheters. Arch. Surg. **98**, 217 (1969).
197. Tofield, J. J.: A safe technique of percutaneous catheterization of the subclavian vein. Surg. Gynec. Obstet. **128**, 1069 (1969).
198. Trede, M., Encke, A.: Iatrogene Fremdkörper im Herzen und in den großen Gefäßen. Vortrag an der 15. Thoraxchirurgischen Tagung, Bad Nauheim 1970.
199. Trusler, G. A., Mustard, W. T.: Intravenous polyethylene catheter successfully removed from the heart. Canad. med. Ass. J. **79**, 558 (1958).
200. Tulgan, H., Budnitz, J.: Prolonged survival after catheter embolus. Ann. int. Med. **59**, 564 (1963).
201. Turner, D., Sommers, S. C.: Accidental passage of a polyethylene catheter from the cubital vein to the right atrium. New Engl. J. Med. **251**, 744 (1954).
202. Udwandia, T. E.: Accidental loss of plastic tube into venous system. Brit. med. J. **5367**, 1251 (1963).
203. Vandeghen, P., Daigneux, D., Musters, A.: Le cathéterisme veineux par la voie sous-claviculaire. Rev. franc. géront. 10. Suppl. 87 (1964).
204. Verel, D.: Percutaneous intubation of the femoral vein for transfusion. Lancet I, 716 (1958).
205. Volles, E., Gressner, P., Dahlmann, W., Prill. A., Sabuncu, N.: Der vena-subclavia-Katheter. Dtsch. med. Wschr. **52**, 2682 (1969).
206. Walker, M. M., Sanders, R. C.: Pneumothorax following supraclavicular subclavian venepuncture. Anesthesia **47**, 453 (1969).
207. Watkin, R. R.: The value of central venous pressure measurement during general surgery. Brit. J. Anaesth. **37**, 428 (1965).
208. Weil, M. H.: Fluid repletion in circulatory shock. J. Amer. med. Ass. **192**, 668 (1965).
209. Wellmann, K. F.: Polyäthylenkatheter-Embolien. Dtsch. med. Wschr. **92**, 2087 (1967).
210. — Reinhard, A., Salazar, E. P.: Polyethylene catheter embolism. Review of the literature and report of a case with associated fatal tricuspid and systemic candidiasis. Circulation **37**, 380 (1968).
211. Wiemers, K.: Postoperative Frühkomplikationen. S. 184, Georg Thieme, Stuttgart 1969.
212. Wiggers, C. J.: Physiology of shock. The Commonwealth Fund, New York 1950.
213. Wilmore, D. W., Dudrick, St. J.: Prevention of cannular sepsis. Preliminary report. New Engl. J. Med. **277**, 433 (1967).
214. Wilson, J. N.: Central venous pressure in optimal blood volume maintenance. Arch. Surg. **85**, 563 (1962).
215. — Owens, J. C.: Continuous monitoring of venous pressure in optimal blood volume maintenance. Surg. Forum XII, 94 (1961).
216. Worms, R.: Les complications septicémiques des cathétérisations intraveineuse prolongées. J. Chir. (Paris) **89**, 543 (1965).
217. Wrbitzky, R., Vogel, W.: Zur Technik der infraklavikulären Punktion der Vena subclavia und Indikation des Subclaviakatheters. Z. prakt. Anaesth. Wiederbel. **2**, 120 (1967).
218. Yarom, R.: Subclavian venepuncture. Lancet I, 1152 (1964).
219. Yoffa, D.: Supraclavicular subclavian venepuncture and catheterization. Lancet II, 614 (1965).
220. Zimmermann, B.: Scientific apparatus and laboratory methods: Intravenous tubing for parenteral therapy. Science **101**, 567 (1945).

Erschienene Bände:

1 Resuscitation Controversial Aspects. Chairman and Editor: Peter Safar. DM 12,—

2 Hypnosis in Anaesthesiology. Chairman and Editor: Jean Lassner. DM 8,50

3 Schock und Plasmaexpander. Herausgegeben von K. Horatz und R. Frey. Vergriffen.

4 Die intravenöse Kurznarkose mit dem neuen Phenoxyessigsäurederivat Propanidid (Epontol©). Herausgegeben von K. Horatz, R. Frey und M. Zindler. DM 23,—

5 Infusionsprobleme in der Chirurgie. Unter dem Vorsitz von M. Allgöwer. Leiter und Herausgeber: U. F. Gruber. DM 8,—

6 Parenterale Ernährung. Herausgegeben von K. Lang, R. Frey und M. Halmágyi. DM 22,—

7 Grundlagen und Ergebnisse der Venendruckmessung zur Prüfung des zirkulierenden Blutvolumens. Von V. Feurstein. DM 11,—

8 Third World Congress of Anaesthesiology. DM 26,—

9 Die Neuroleptanalgesie. Herausgegeben von W. F. Henschel. DM 40,—

10 Auswirkungen der Atemtechnik auf den Kreislauf. Von R. Schorer. DM 16,—

11 Der Elektrolytstoffwechsel von Hirngewebe und seine Beeinflussung durch Narkotica. Von W. Klaus. DM 22,—

12 Sauerstoffversorgung und Säure-Basenhaushalt in tiefer Hypothermie. Von P. Lundsgaard-Hansen. DM 20, —

13 Infusionstherapie. Herausgegeben von K. Lang, R. Frey und M. Halmágyi. DM 44,—

14 Die Technik der Lokalanaesthesie. Von H. Nolte. DM 7,—

15 Anaesthesie und Notfallmedizin. Herausgegeben von K. Hutschenreuter. DM 53,—

16 Anaesthesiologische Probleme der HNO-Heilkunde und Kieferchirurgie. Herausgegeben von K. Horatz und H. Kreuscher. DM 11,—

17 Probleme der Intensivbehandlung. Herausgegeben von K. Horatz und R. Frey. DM 22,—

18 Fortschritte der Neuroleptanalgesie. Herausgegeben von M. Gemperle. DM 22,—

19 Örtliche Betäubung: Plexus brachialis. Von Sir Robert R. Macintosh und W. W. Mushin. DM 13,—

20 Anaesthesie in der Gefäß- und Herzchirurgie. Herausgegeben von O. H. Just und M. Zindler. DM 44,—

21 Die Hirndurchblutung unter Neuroleptanaesthesie. Von H. Kreuscher. DM 22,—

22 Ateminsuffizienz. Von H. L'Allemand. DM 24,—

23 Die Geschichte der chirurgischen Anaesthesie. Von Thomas E. Keys. DM 53, —

24 Ventilation und Atemmechanik bei Säuglingen und Kleinkindern unter Narkosebedingungen. Von J. Wawersik. DM 35,—

25 Morphinartige Analgetica und ihre Antagonisten. Von Francis F. Foldes, Mark Swerdlow, and Ephraim S. Siker. DM 75,—

26 Örtliche Betäubung: Kopf und Hals. Von Sir Robert R. Macintosh und M. Ostlere. DM 46,—

27 Langzeitbeatmung. Von Ch. Lehmann. DM 26,—

28 Die Wiederbelebung der Atmung. Von H. Nolte. DM 9,—

29 Kontrolle der Ventilation in der Neugeborenen- und Säuglingsanaesthesie. Von U. Henneberg. DM 22,—

30 Hypoxie. Herausgegeben von R. Frey, K. Lang, M. Halmágyi und G. Thews. DM 48,—

31 Kohlenhydrate in der dringlichen Infusionstherapie. Herausgegeben von K. Lang, R. Frey und M. Halmágyi. DM 20,—

32 Örtliche Betäubung: Abdominal-Chirurgie. Von Sir Robert R. Macintosh und R. Bryce-Smith. DM 42,—

33 Planung, Organisation und Einrichtung von Intensivbehandlungseinheiten am Krankenhaus. Herausgegeben von H. W. Opderbecke. DM 34,—

34 Venendruckmessung. Herausgegeben von M. Allgöwer, R. Frey und M. Halmágyi. DM 24,—

35 Die Störungen des Säure-Basen-Haushaltes. Herausgegeben von V. Feurstein. DM 38,—

36 Anaesthesie und Nierenfunktion. Herausgegeben von V. Feurstein. DM 36,—

37 Anaesthesiologie und Kohlenhydratstoffwechsel. Herausgegeben von V. Feurstein. DM 24,—

38 Respiratorbeatmung und Oberflächenspannung in der Lunge. Von H. Benzer. DM 16,—

39 Die nasotracheale Intubation. Von M. Körner. DM 28,—

40 Ketamine. Herausgegeben von H. Kreuscher. DM 36,—

41 Über das Verhalten von Ventilation, Gasaustausch und Kreislauf bei Patienten mit normalem und gestörtem Gasaustausch unter künstlicher Totraumvergrößerung. Von O. Giebel. DM 18,—

42 Der Narkoseapparat. Von P. Schreiber. DM 19,80

43 Die Klinik des Wundstarrkrampfes im Lichte neuzeitlicher Behandlungsmethoden. Von K. Eyrich. DM 20,—

44 Der primäre Volumenersatz mit Ringerlactat. Von A. O. Tetzlaff. Vergriffen.

45 Vergiftungen: Erkennung, Verhütung und Behandlung. Herausgegeben von R. Frey, M. Halmágyi, K. Lang und P. Oettel. DM 19,80

46 Veränderungen des Wasser- und Elektrolythaushaltes durch Osmotherapeutika. Von M. Halmágyi. DM 19,80

47 Anaesthesie in extremen Altersklassen. Herausgegeben von K. Hutschenreuter, K. Bihler und P. Fritsche. DM 48,—

48 Intensivtherapie bei Kreislaufversagen. Herausgegeben von S. Effert und K. Wiemers. DM 28,—

49 Intensivtherapie beim akuten Nierenversagen. Herausgegeben von E. Buchborn und O. Heidenreich. DM 24,60

50 Intensivtherapie beim septischen Schock. Herausgegeben von F. W. Ahnefeld und M. Halmágyi. DM 30,—

51 Prämedikationseffekte auf Bronchialwiderstand und Atmung. Von L. Stöcker. DM 18,—

52 Die Bedeutung der adrenergen Blockade für den haemorrhagischen Schock. Von G. Zierott. DM 42,—

53 Nomogramme zum Säure-Basen-Status des Blutes und zum Atemgastransport. Herausgegeben von G. Thews. DM 32,—

54 Der Vena Cava-Katheter. Von C. Burri und D. Gasser. DM 42,—

Verzeichnis der Fachärzte für Anaesthesiologie. Herausgegeben von R. Frey und H. Kronschwitz. DM 18,—

In Vorbereitung:

55 Intensivbehandlung und ihre Grenzen. Herausgegeben von K. Hutschenreuter und K. Wiemers.

56 Anaesthesie bei Eingriffen an endokrinen Organen und bei Herzrhythmusstörungen. Herausgegeben von K. Hutschenreuter und M. Zindler.

57 Das Ultrakurznarcoticum Methohexital. Herausgegeben von Ch. Lehmann.

58 Stoffwechsel. Pathophysiologische Grundlagen der Intensivtherapie. Herausgegeben von K. Lang, R. Frey und M. Halmágyi.

59 Anaesthesia Equipment. Von P. Schreiber.

60 Homoiostase. Wiederherstellung und Aufrechterhaltung. Herausgegeben von F. W. Ahnefeld und M. Halmágyi.